Helga Fritzsche

D1872628

Igel als Wintergäste

Alles über Unterbringung,
Pflege, Ernährung und Krankheiten

Mit Farbfotos der besten Tierfotografen und
Zeichnungen von Fritz W. Köhler

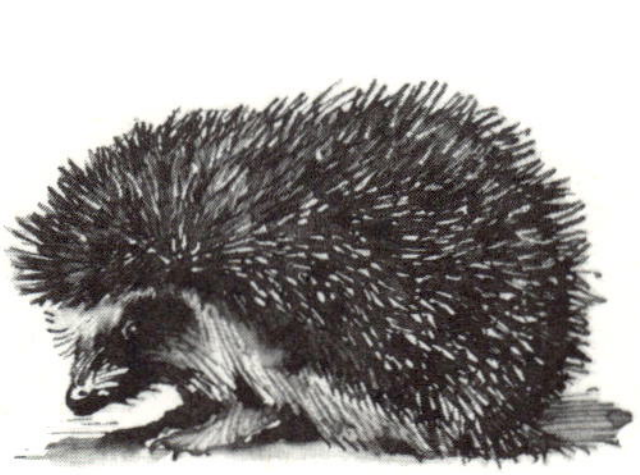

Gräfe und Unzer

Umschlagseite 2: Igelin mit Jungen, die noch gesäugt werden.
Umschlagseite 3: Zwei Jungtiere im Alter von etwa 6 Wochen.

Ein GU-Ratgeber

© Gräfe und Unzer GmbH, München
Nachdruck, auch auszugsweise, sowie Verbreitung durch Film, Funk und Fernsehen, fotomechanische Wiedergabe und Tonträger jeder Art nur mit Genehmigung des Verlages.

Redaktionsleitung: Hans Scherz
Lektorat: Herta Kraupa-Tuskany, Glonn
Umschlaggestaltung: Constanze Reithmayr-Frank

Satz und Druck des Textteils: Druckerei G. Wagner, Nördlingen
Offset-Reproduktion und Druck der Farbbilder und des Umschlages: Graphische Anstalt E. Wartelsteiner, Garching
Bindung: Großbuchbinderei R. Oldenbourg, Heimstetten

ISBN 3-7742-2016-6

Die Fotografen:
Coleman/Burton: Seite 37 unten, 55; Danegger: Seite 38; Gronefeld: U 2, U 4 r. o., l. u., Seite 19; NHPA/Dalton: Seite 10 o. r.; Reinhard: U 1, U 3, U 4 l. o., Seite 9, 10 l. o., 37 l. o.; Roebild/Ernst Müller: Seite 10 r. u.; Schendel: Seite 37 r. o.; Weber: Seite 10 l. u.; Wothe: Seite 20 l. o., r. o., r. u., 56.

Inhalt

Inhalt

Ein Wort zuvor

Igel sind keine Heimtiere, sie waren es nie und sollen es nie werden. Sie brauchen unsere Hilfe nur, wenn sie im Herbst das für den Winterschlaf nötige Gewicht nicht erreicht haben, wenn sie als Babys die Mutter verlieren, wenn sie krank oder verletzt sind.
Ziel ist immer, sie gesund in die Freiheit zu entlassen, damit sie ein artgemäßes Leben führen können.
Das ist eine Aufgabe für wirkliche Tierfreunde. Sie setzt ein gewisses Maß an Selbstlosigkeit voraus, bringt einiges an Arbeit, macht aber auch viel Freude. Dann nämlich, wenn der Igel gesund wird, gedeiht, seine anfängliche Angst verliert und schließlich zeigt, wer er ist – kein »Mecki«, sondern ein lebendiges Tier mit ausgeprägtem Eigenleben.
Natürlich sollten Sie einen Igel nie Kindern allein zur Pflege überlassen. Aber es gibt kleine Handreichungen – Futterschälchen auswaschen, Futter hinstellen, die Kiste säubern –, die Kindern sicher Spaß machen. Durch Beobachtung, Fürsorge und das gute Beispiel der Eltern kann Verständnis wachsen auch für andere Igel und vielleicht – hoffentlich – sogar für andere Wildtiere. Sie sehen: es gibt viele Gründe *für* die Pflege hilfsbedürftiger Igel! Aber wie macht man's richtig?
Allein in diesem Herbst bekam ich viele Anrufe deswegen, nur meist zu spät. Der gute Wille war da, aber das Wissen fehlte – der Igel starb.
Auch ich habe einmal so angefangen, als ich im Spätherbst vor zehn Jahren meinen ersten kleinen Igel bekam. Im Aufziehen mutterloser Tierkinder war ich zwar nicht unerfahren – auch kranke Tiere hatte ich schon gesund gepflegt. Aber hier half mir das alles nichts – ich wußte einfach zu wenig. Nach acht Wochen, in denen der Igel gediehen war und alle Scheu verloren hatte, zu einem Zeitpunkt, zu dem ich schon alles gewonnen glaubte, mochte der Kleine auf einmal nicht mehr essen und lag zwei Tage später tot in seinem Schlafhaus. Ich kann verstehen, daß vielen Menschen nach einem ähnlichen Erlebnis der Mut fehlt, es noch einmal zu versuchen.
Ich gab aber nicht auf, las alles Erreichbare, fragte Bekannte nach Erfahrungen und hatte bald mehr Glück – das nächste Tier blieb am Leben. Danach starb wieder ein kleiner Findling – es war zum Heulen!
Inzwischen weiß ich: Die Kost war nicht ganz richtig zusammengesetzt. Und vor allem wären die fast immer vorhandenen zahlreichen Innenparasiten zu bekämpfen gewesen, von denen ich damals nichts ahnte. Obwohl für Menschen und Haustiere ungefährlich, weil igelspezifisch, sind sie für die Stacheltiere, besonders wenn ihnen schon Hunger, Kälte oder Verletzungen zugesetzt haben, lebensbedrohend.
Seither habe ich viele Igelkinder als Wintergäste gehabt und fast alle im Mai gesund in die Freiheit entlassen können. An dieser Stelle möchte ich besonders dem Wiener Zoologen und Igelspezialisten Herrn Dr. Walter Poduschka danken, ohne dessen grundlegende Schriften und gute Ratschläge ich wohl nicht so weit gekommen wäre. Wichtige Hinweise verdanke ich auch Frau H. Schindler, einer überaus erfahrenen Igelpflegerin, die schon vielen Tieren geholfen hat.
Mit meinen Igelerfahrungen und all dem, was ich über diese Tiere gelernt habe, möchte ich Ihnen helfen, Ihren Pflegling gut über den Winter zu bringen oder ihn, wenn nötig, im Sommer richtig zu pflegen. Und ich möchte Ihnen Mut dazu machen, Igeln nicht nur einmal, sondern immer wieder zu helfen.

Helga Fritzsche

Ein Igel kommt ins Haus

Voraussetzungen für die Igelpflege

Igel sind Wildtiere, sie sollen es bleiben. Es ist erlaubt, sie zu pflegen, wenn sie Hilfe brauchen, aber durch Gesetz verboten, sie zu behalten und zu halten, wenn sie (wieder) imstande sind, für sich selbst zu sorgen.
Sie müssen also bereit sein, ein Tier wirklich um seiner selbst willen zu betreuen – ohne jeden »Besitzanspruch«.
Dies sind die Voraussetzungen dafür, daß Sie Ihren Pflegling später gesund und in gutem Zustand in die Freiheit entlassen können:

- Sie müssen bereit sein, das Tier im Winter sechs Monate lang – bei hilfsbedürftigen Sommerfindlingen bis zur Gesundung oder bis zum Selbständigwerden, täglich zu füttern und sauberzuhalten;
- Sie müssen fast stets vorhandene Krankheiten (Innenparasiten) gleich zu Beginn der Pflege feststellen und behandeln lassen und verordnete Medikamente genau und gewissenhaft nach Anweisung geben;
- Sie brauchen einen richtig temperierten, gut zu lüftenden Raum, in dem der Igel tagsüber in einem geeigneten Behälter mit Schlafhaus schlafen und wenigstens abends und morgens mehrere Stunden in einem geräumigen Auslauf oder ganz frei laufen kann;
- Sie müssen aufmerksam sein und Rücksicht nehmen, damit das Tier bei seinen Ausflügen weder getreten noch eingeklemmt wird;
- Sie brauchen ein bestimmtes sachliches Grundwissen, das Ihnen dieses Buch vermitteln möchte;
- Sie müssen die Möglichkeit haben, pro Monat für Futter und Medikamente je Igel ungefähr DM 15,– auszugeben.

Welche Igel brauchen Hilfe?

Immer wieder kommt es vor, daß engagierte aber unwissende Tierfreunde im Herbst, manchmal bereits im September, einigermaßen wahllos Igel einsammeln, um sie »zu retten«. Abgesehen davon, daß sie dabei oft Schaden anrichten, indem sie ein noch säugendes Igelweibchen von seinen Babys trennen, prüfen sie auch nicht, ob es sich wirklich um hilfsbedürftige Tiere handelt. Denn es ist zu Recht verboten, auch nur vorübergehend Igel ins Haus zu nehmen, die kräftig genug sind, sich selbst durchzubringen. Diesen Tieren können Sie nur mit anderen Maßnahmen im Garten und in der freien Landschaft das Leben erleichtern und oft sogar erhalten (→Seite 46). Nur pflegebedürftige Igel dürfen Sie ins Haus nehmen, also:

- zu spät geborene Igelkinder, die Ende Oktober das notwendige Winterschlafgewicht noch nicht erreicht haben: 750 bis 800 g, in Gegenden mit besonders langen, strengen Wintern 900 bis 1000 g,
- verletzte oder offensichtlich kranke Tiere,
- mutterlose Igelsäuglinge,
- Tiere, die etwa 700 g wiegen, und die im Spätherbst bei Tage gefunden werden, befinden sich nicht in gutem Gesundheitszustand. Sie sollten vom Tierarzt zwei Citarin L-Spritzen bekommen und gegen Coccidien eine Fünf-Tage-Kur mit Entero-Sediv machen (→Seite 42), dabei muß gleichzeitig auf besonders gute Fütterung geachtet werden. Danach können – und müssen – die Tiere bei frostfreiem Wetter abends an einem geeigneten Platz (→Seite 45) ausgesetzt werden.

Zu spät geborene Igelchen gehören etwa Ende Oktober ins Haus; bei schönem, mildem Wetter auch erst im November. Wenn sie noch mit der Mutter unterwegs sind, nehmen

Sie unbedingt die ganze Familie herein. Verletzte Tiere und mutterlose Säuglinge dürfen auch während des übrigen Jahres gepflegt werden. Allerdings nur so lange, bis sie nach ausreichend langer Betreuung und kurzer Vorbereitungszeit (→Seite 44) imstande sind, für sich selbst zu sorgen.
Nach Mitte Oktober allerdings dürfen Sie keinen Igel mehr hinaussetzen. Ist er erst dann gesund oder groß und schwer genug, bleibt nichts anderes übrig, als ihn den Winter über im Haus zu behalten, auch wenn er »winterschläfrig« ist (→Seite 27). Gewöhnung ans Freileben, Finden und Herrichten eines geeigneten Winterschlafplatzes sind für das Tier im Spätherbst kaum noch möglich, außerdem gibt es erst im Mai draußen wieder genügend geeignetes Futter.
Igelsäuglinge und Igelkinder sind ein Kapitel für sich. Ihr besonders niedliches Aussehen verlockt dazu, sie anzufassen oder ohne lange Überlegungen mit nach Hause zu nehmen – oft zum Schaden der Kleinen.
Sollten Sie zufällig ein Igelnest entdecken, lassen Sie das Nest und die kleinen Igel unberührt und machen sich so leise und so rasch wie möglich davon. Die sonst sehr fürsorgliche Mutter könnte aus Schreck über Störung und fremde Gerüche die Kleinen töten – eine Reaktion, die man auch bei vielen anderen Säugetiermüttern beobachten kann.
Die Kleinen mitzunehmen, weil die Mutter nicht zu sehen ist, wäre genauso falsch. Igelinnen lassen die Kinder oft für längere Zeit allein, während sie auf Futtersuche sind. Kriechen aber ein oder mehrere noch blinde oder sehr kleine Igelchen (7 bis 8 cm lang) im Freien herum, könnte es sein, daß die Mutter nicht mehr lebt oder die Kleinen verlassen hat (→Seite 6). Aber auch dann sollten Sie nicht aufs Geratewohl handeln. Warten Sie ruhig und möglichst sichtgeschützt wenigstens eine Stunde und nehmen die Igelkinder erst mit, wenn die Mutter dann immer noch nicht aufgetaucht ist.
Wie Sie kleine Igel betreuen und füttern sollten, damit sie sich gut entwickeln, lesen Sie auf den Seiten 11 und 32 ff. Sie brauchen aber außer dem nötigen Wissen eine Portion liebevolle Geduld – die dem, der Tiere wirklich gern hat, freilich selbstverständlich ist.
Ein Landwirt in unserer Nähe fand im vergangenen Jahr fünf winzige Igelkinder neben ihrer überfahrenen Mutter – die Lage war eindeutig. Trotz des »guten Rates« einiger Dazugekommener, »die Kleinen gleich zu erschlagen, weil das ja doch nichts wird«, nahm er sie mit heim, betreute sie in der Wohnküche und konnte im Spätsommer fünf gesunde, kräftige Igel freilassen – natürlich weitab von jeder Autostraße.
Igel, die mitten im Winter am Tag draußen herumlaufen – ich fand bisher je einen im Dezember, Januar und Februar – brauchen unbedingt Hilfe und Betreuung im Haus. Es sind Tiere, die krank oder nach Verbrauch aller Körperreserven auf vergeblicher Futtersuche sind.

Ein Igel – mehrere Igel?

Ein Anfänger in der Igelpflege sollte zunächst einmal nur einen Igel betreuen. Wer allerdings kleine Geschwister findet oder eine Mutter mit Jungen, muß versuchen, alle miteinander aufzunehmen und zu betreuen – oder sie an wirklich sachverständige Leute weitergeben.
Igel – das sei hier noch erwähnt – gibt es nicht im Tierhandel zu kaufen. Sie dürfen auch nicht auf Wunsch besorgt werden. Das gilt für

Auf kurzer Strecke können Igel eine beachtliche ▷
Laufgeschwindigkeit entwickeln.

unsere heimischen Kurzohrigel ebenso wie für die Langohrigel südlicher Länder. Die Tiere sind geschützt, und der Handel mit ihnen verstößt gegen das Gesetz.

Wie Sie Igel hochheben können

Igel rollen sich fast immer zusammen, wenn es gefährlich wird. Und als Bedrohung wird natürlich auch jeder Mensch empfunden, selbst wenn er sich in bester Absicht nähert.
Wie fassen Sie eine Stachelkugel an, ohne sich zu stechen? Meist sind solche »Funde« ja ganz unerwartet, die dringend benötigten dikken Handschuhe liegen zu Hause.
Ich habe das Problem schon mit Taschentüchern gelöst; so wird's gemacht: ein Taschentuch in jede Hand nehmen, dem Igel von beiden Seiten unter den Bauch greifen und ihn hochheben. Durch Handschuhe hindurch spüren Sie natürlich noch weniger, aber so geht es auch, und notfalls können Sie den Igel sogar in den Taschentüchern nach Hause transportieren.

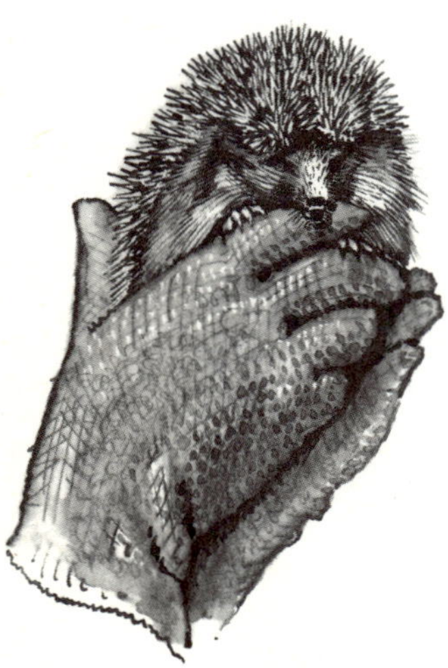

Wer empfindliche Hände hat, kann zum Hochheben des Igels Handschuhe benützen.

Soforthilfe-Maßnahmen

Wenn jemand zum ersten Mal einen Igel aufgenommen hat, ist die Ratlosigkeit oft groß. Nicht selten wird ohne viel Überlegung darauflosgefüttert und mit der Betreuung begonnen. So erhalten Igel dann zum Beispiel Milch, Reste von Mahlzeiten oder Süßigkeiten, die sie vielleicht nehmen, die für sie aber unbekömmlich sind. Da wird das Tier in bester Absicht an die Heizung gestellt, »damit es sich aufwärmt«, oder in einen kühlen Keller, vielleicht sogar in die Garage, »weil es kein Haustier ist und natürlich Kälte verträgt«. Hitze und Kälte sind aber für den Igel ebenso gefährlich wie Zugluft, Lärm und Autoabgase.
Wie können Sie nun dem Tier am besten und am schnellsten helfen?
Igel, die nicht verletzt sind und normal reagieren (Zusammenrollen, Stacheln stellen, mit gesträubten Kopfstacheln nach oben gegen die Hand »boxen«), sollten Sie zuerst einmal genau anschauen und von den meist vorhandenen Flöhen, den seltener auftretenden Milben und von Zecken befreien. Ungeziefer am Bauch sehen Sie natürlich nur beim aufgerollten Igel. Zum Aufrollen des Tieres und für das Säuberungsbad (→Seite 12) benutzen Sie am besten Gummihandschuhe. Vermeiden Sie nach Möglichkeit in den ersten Tagen klirrende und zirpende Geräusche (zum Beispiel Knipsen von Lichtschaltern und Feuerzeugen, Schnalzen als Lockruf); das erschreckt und verstört die Tiere. Verletzte, schwerkranke und unterkühlte Igel, (die kaum reagieren),

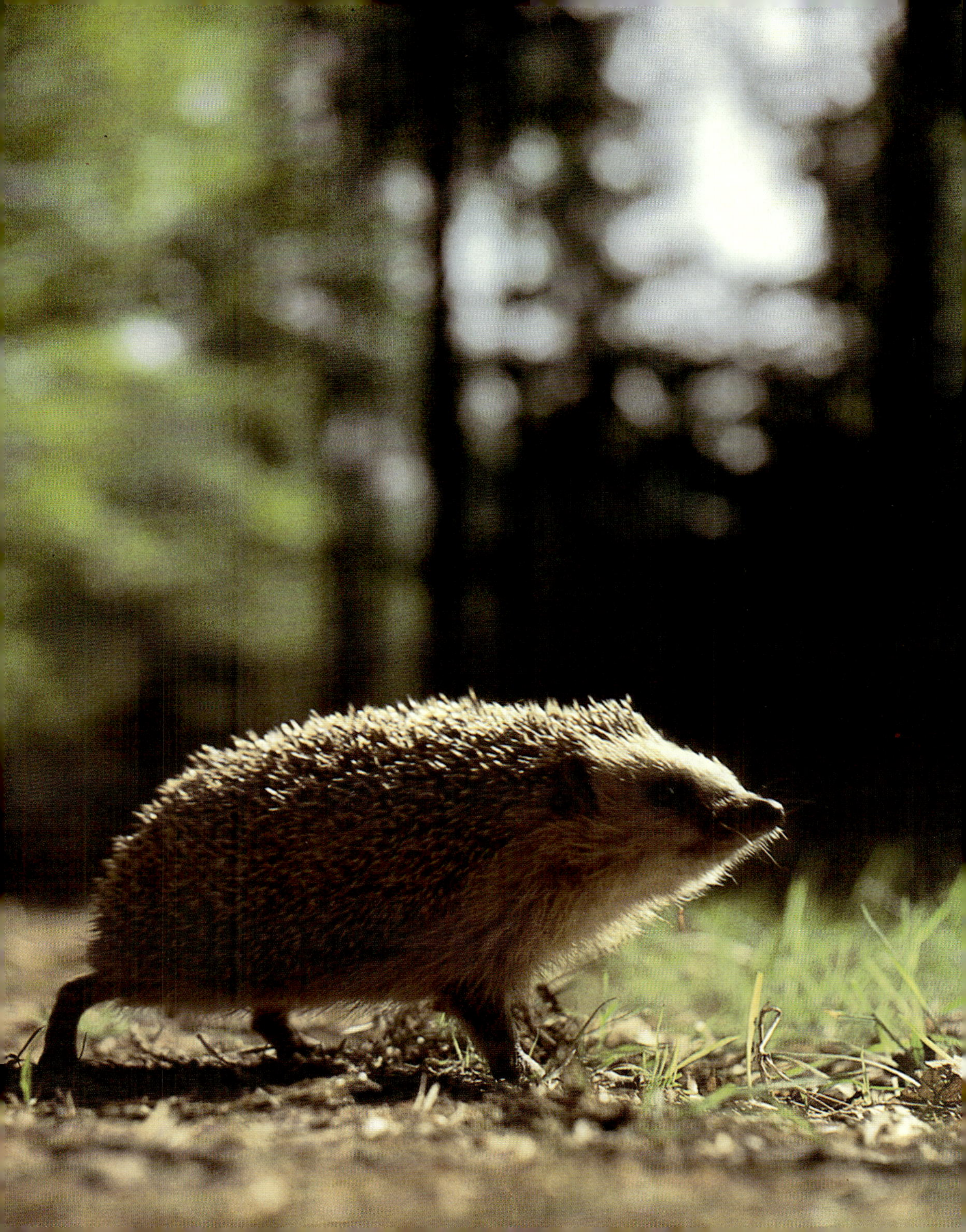

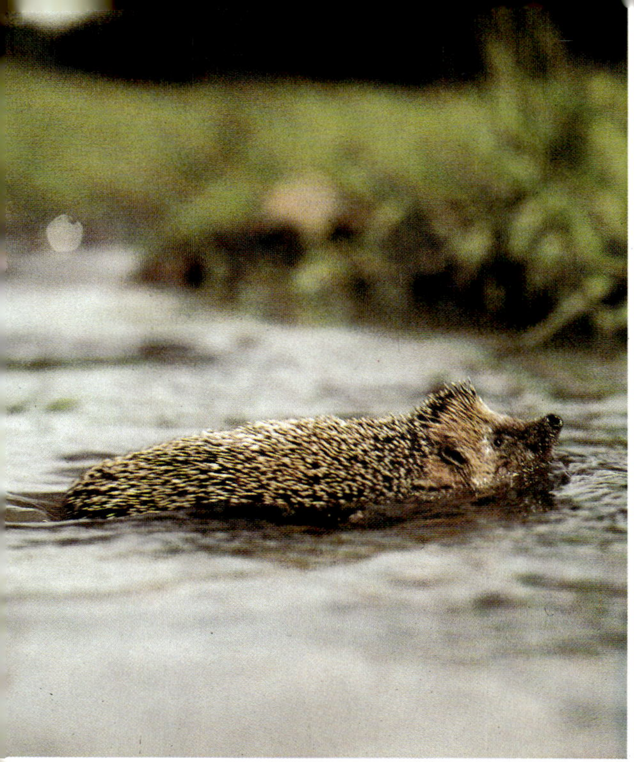
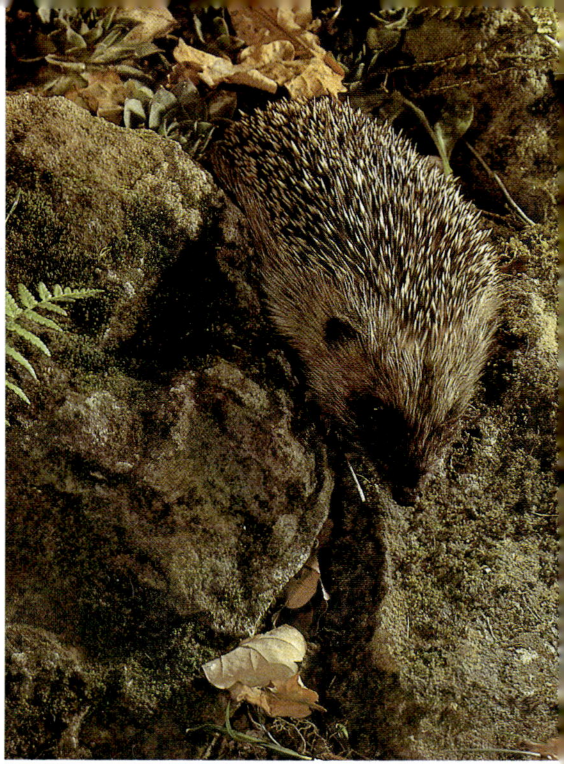
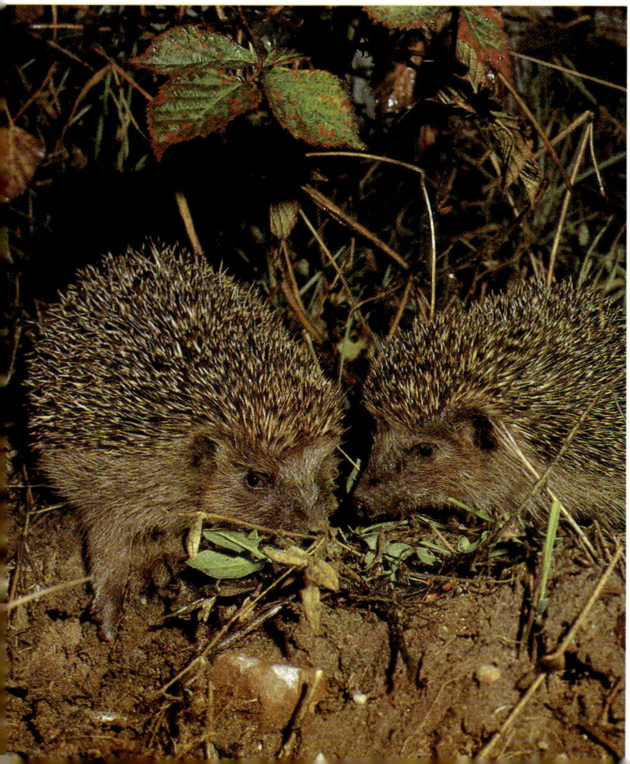
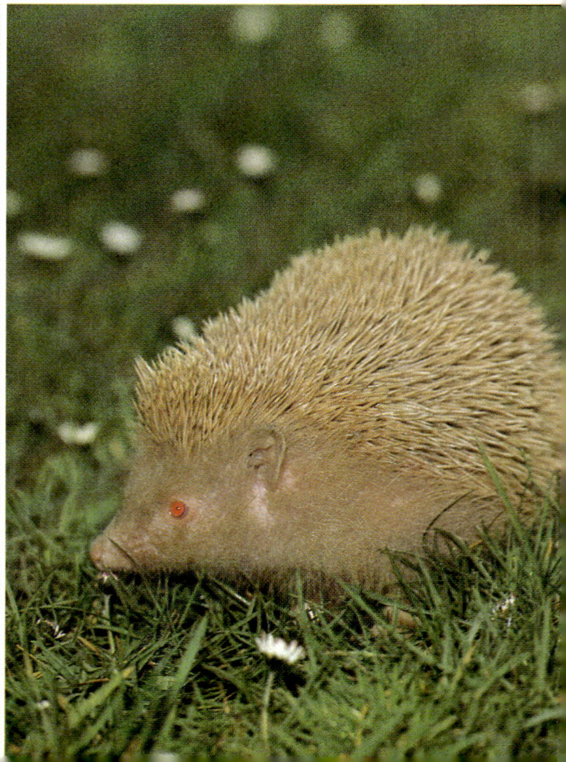

◁ Oben: Igel sind wasserscheu und keine ausdauernden Schwimmer, dafür aber recht gute Kletterer. Unten links: Zwei Jungtiere beim Kontaktschnuppern. Unten rechts: Ein Albino-Igel.

aber auch Igelkinder, die noch in einer Hand Platz haben, setzen Sie ungebadet zum Erholen und Aufwärmen so rasch wie möglich in ein behelfsmäßiges Igelheim mit warm gepolstertem Schlafhaus. Jeder Igel braucht ein Quartier für sich, nur kleine Geschwister können Sie zusammen lassen. Feste Pappkartons, etwa 70 × 40 cm groß und möglichst 40 cm hoch, finden sich in vielen Haushalten oder sind rasch zu beschaffen. Sie lassen sich als kombiniertes Schlaf- und Fütterungsquartier für die ersten Tage gut einrichten.
Jeder Karton wird mit Löchern versehen und mit einigen Lagen Zeitungspapier ausgelegt. Er braucht einen festsitzenden Deckel, der sich aber leicht abnehmen läßt.
Das Schlafhäuschen (umgedrehter Schuhkarton mit ausgeschnittenem seitlichem Eingang von 12 × 12 cm) füllen Sie am besten mit saugfähigem Material – Papier oder sauberen Stoffresten (→Seite 17). Futter- und Wasserschüssel können Sie am anderen Ende des großen Kartons aufstellen. Flache, gut zu reinigende Gefäße, beispielsweise Weckglasdeckel, sind besonders geeignet. Der Wohnkarton darf nicht an der Heizung oder an einem fußkalten, zugigen Platz stehen (Raumtemperatur etwa 18 bis 20° C). Wählen Sie für die Unterbringung nach Möglichkeit einen ruhigen Raum; der Igel fühlt sich dort am wohlsten. Den wärmebedürftigen Igelkindern legen Sie eine handtuchumwickelte Wärmflasche in ihr Schlafplätzchen, sie sollte nach jeder Fütterung frisch gefüllt werden und sich angenehm warm anfühlen. Von oben müssen die Kleinen, die sich jetzt noch nicht selbst helfen (einwickeln) können, locker mit einem weichen Tuch zugedeckt werden.
Allen besonders geschwächten Tieren müssen Sie auch möglichst bald Futter anbieten. Kleine Igel können oft noch nicht alleine essen, so bleibt nichts anderes übrig, als mit einer sauberen, dickwandigen Pipette (in der Apotheke erhältlich) eine der im Ernährungskapitel auf Seite 35 empfohlenen Futtermischungen zu geben. Dies sollte in der ersten Zeit jede Stunde erfolgen; dazu brauchen Sie viel Geduld, damit sich die kleinen Igel nicht

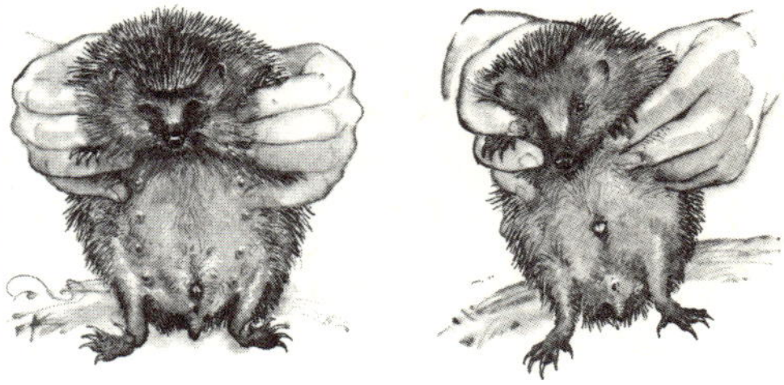

So bestimmen Sie das Geschlecht: der Abstand zwischen After und Geschlechtsöffnung ist beim Männchen (rechts) größer als beim Weibchen (links).

verschlucken. Wenn ein Igelkind satt ist, schläft es in Ihrer Hand ein. Was weiter zu beachten ist, lesen Sie auf Seite 35 und 36. Sobald die Kleinen sich an diese Art der Fütterung gewöhnt haben und eifrig nuckeln und schlucken, können Sie die Abstände auf zwei Stunden erweitern. Auch nachts dürfen die Pausen nicht zu groß sein: um 22 Uhr, gegen 2 Uhr nachts und um 6 Uhr früh je eine Fütterung.

Säuberungsbad und Ungezieferbekämpfung

Die meisten Igel haben Ungeziefer: Zecken, Flöhe, manchmal auch Milben – viele sind außerdem sehr schmutzig. Ausnahmen bestätigen die Regel. Eine meiner ersten Igelinnen, Stasi, hatte zuerst mehr Ungeziefer als Stacheln und Haare – überall krabbelte und hüpfte es; ihr schöner weicher Pelz an Bauch und Leisten war ganz staubig. Nach wenigen Tagen war sie die Plagegeister – die sich zum Glück für Menschen kaum interessieren – losgeworden. Durch das Reinigungsbad und eine gezielte Ungezieferbekämpfung wurde ihr Fellchen sauber, sah »appetitlich« aus und die Stacheln glänzten. Leider verabscheuen Igel das Baden und gehen nicht freiwillig ins Was-

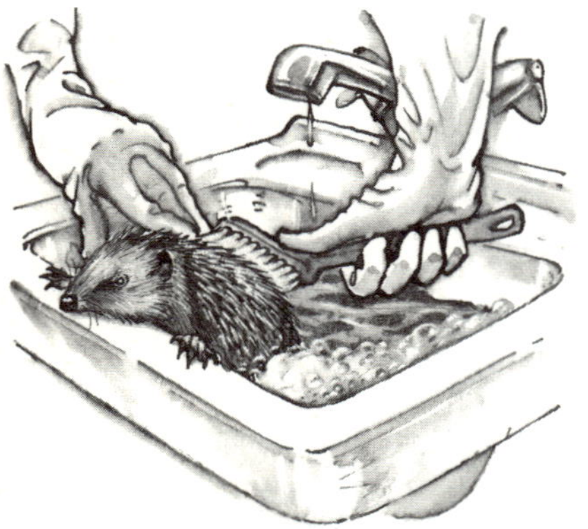

Vorsicht beim Igelbad: Nur so viel Wasser in das Becken einlaufen lassen, daß der Igel auch an der tiefsten Stelle noch die Nase über das Wasser halten kann.

ser, und doch müssen sie es einmal über sich ergehen lassen. Damit ist es dann aber auch genug; Wiederholungen schaden eher, als daß sie nützen. Am besten lassen Sie für das Bad warmes Wasser ins Handwaschbecken ein. Es sollte 34 bis 36° C warm sein (Sie können es mit dem Badethermometer kontrollieren). Lassen Sie so viel Wasser in das Becken einlaufen, daß der Igel auch an der tiefsten Stelle die Nase über das Wasser halten kann. Als Badezusatz nehmen Sie am besten ein mildes Spezialshampoo für Hunde oder Katzen, vielleicht auch Wendelinus-Oel (Boehringer, Ingelheim); aber jeweils nur wenige Tropfen. Ein Bad mit Alugan-Lösung ist besonders wirkungsvoll gegen die in der Haut sitzenden Milben. Alles andere könnte schädlich sein.
Dann setzen Sie den Igel in das Becken und halten ihn mit einer Hand (Gummihandschuhe) gut fest, da er natürlich heftig strampelt, um ins Trockene zu gelangen. Beschöpfen Sie ihn von oben mit Wasser – nicht duschen –, so daß er richtig naß wird. Lassen Sie das Wasser auch über den Kopf rinnen, allerdings so, daß der Igel dabei genug Luft bekommt. Bürsten Sie die Stacheln des Igels wie auf der Zeichnung gezeigt. Leider wird meist mit diesem Bad noch nicht alles Ungeziefer vernichtet.
Nach dem Bad wickeln Sie den – wahrscheinlich etwas verschreckten – Igel in ein Frotteetuch ein (nicht mit dem Föhn trocknen). In ein zweites trockenes Handtuch gewickelt, kann er dann in seiner Kiste im vorbereiteten Schlafhaus (→Seite 17) ausruhen.
Damit auch die letzten Flöhe verschwinden, die sich meist in die dichten Haare an Kopf und Seiten des Tieres retten, besprühen Sie Zeitungslagen und Wände der Igelwohnung mit Alugan-Spray (von Hoechst, in Apotheken zu beziehen), bevor Sie den Igel hineinsetzen. Bei besonders starkem Ungezieferbefall sollten Sie dies mehrere Tage hintereinander wiederholen, und das Tier zusätzlich einmal an Bauch und Rücken mit Alugan besprühen. Sehr junge Igel dürfen Sie allerdings nicht direkt besprühen.
Beim Besprühen mit Alugan-Spray müssen Sie den Kopf des Igels mit einem Tuch abdekken, es könnte sonst zu Schädigungen – sogar zur Erblindung kommen. Andere, vielleicht schon im Haushalt vorrätige Insektensprays dürfen auf keinen Fall verwendet werden; der

Igel könnte dadurch erkranken oder sterben. Zecken sind leider weder durch ein Bad noch durch das Besprühen mit Alugan-Spray erfolgreich zu bekämpfen. Am besten befreien Sie den Igel von diesem Ungeziefer, indem Sie jede einzelne Zecke mit einem Tropfen Öl beträufeln (Sie können auch Penaten Creme verwenden) und nach etwa fünf Minuten mit einer Pinzette entfernen. Dabei ist es wichtig, den Zeckenkörper direkt über der Igelhaut zu packen, damit der ins Fleisch gebohrte Kopf nicht abreißt und Entzündungen hervorruft.
Zecken sitzen manchmal an schwer zugänglichen Stellen zwischen den Stacheln, die der Igel natürlich abwehrend sträubt, sobald Sie sich ihm mit der Pinzette nähern. Sie müssen dann Geduld haben und im Laufe einiger Tage immer wieder versuchen, alle Zecken nach und nach zu entfernen.
Zecken, die sich erst kurze Zeit festgesaugt haben, sind noch klein und deshalb leicht zu übersehen. Wenn sie nach einigen Tagen so viel Blut getrunken haben, daß der dunkle Körper angeschwollen ist, sind sie leicht zu erkennen, und Sie werden sie bestimmt entdecken.
Es soll schon vorgekommen sein, daß die kleinen dunklen Zitzen der Igel (bei beiden Geschlechtern vorhanden), mit Zecken verwechselt wurden. Wenn Sie nicht ganz sicher sind, worum es sich bei den schwarzen Punkten handelt, dann warten Sie, ob die Punkte rundlich anschwellen – ob es wirklich Zecken sind.
Fliegenmaden finden sich manchmal in den Wunden der Igel. Sie können aber auch in ihren Ohren und an verlassenen Jungigeln, die bereits sehr geschwächt sind, herumkrabbeln (Bekämpfung →Seite 39). Fliegeneier lassen sich mit Hilfe einer Zahnbürste zwischen Stacheln und Haaren herausholen und mit lauwarmem Wasser abspülen. Denken Sie daran, den Igel dann zu trocknen und warmzuhalten.

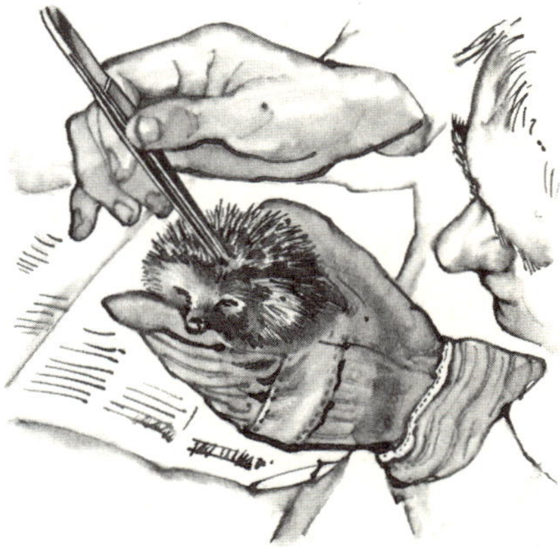

Zecken, die an den schwer zugänglichen Stellen zwischen den Stacheln festsitzen, lassen sich am besten mit der Pinzette entfernen.

Die Fütterung des Neuankömmlings

Jedem neu aufgenommenen Igel sollten Sie gleich etwas Nahrung anbieten; spätestens nach dem Bad und der ersten Ungezieferbekämpfung. Die gefüllten Schüsselchen werden in die Kiste gestellt. Ausnahme: noch auf flüssige Fütterung angewiesene »Babys« (→Seite 35). Über die Nahrung von kleinen Igeln, die zwar schon alleine essen, aber noch nichts Festes zu sich nehmen, lesen Sie auf Seite 36 nach. Im gleichen Kapitel, ab Seite 32, finden Sie auch ausführliche Angaben zur Fütterung größerer Tiere.
Da nach meiner Erfahrung Igel nicht selten gerade dann gefunden werden, wenn kein Ge-

schäft geöffnet hat – abends oder an Wochenenden –, habe ich mir Gedanken darüber gemacht, wie Sie sich in solchem Fall helfen können. Vorräte gibt es in jedem Haushalt und manches davon läßt sich als Igelfutter verwenden – ich habe es nachstehend zusammengestellt.
Grundsätzlich gilt: Das Futter sollte leicht erwärmt werden (etwas über Zimmertemperatur), nichts direkt aus dem Kühlschrank geben. Die Igel könnten sich dadurch Magen und Darm erkälten – Durchfall wäre dann die Folge.
Zum Trinken gibt es grundsätzlich nur Wasser – keine Milch! Tiere, die Durchfall haben (verschmierter After, breiiger bis flüssiger Kot), bekommen Kamillen- oder dünnen schwarzen Tee. Fertigfutter für Hunde oder Katzen auf Fleisch- beziehungsweise Fischgrundlage ist in vielen Haushalten vorhanden und darf an den Igel verfüttert werden. Auch Trockenfutter (beispielsweise Brekkies) eignet sich; dann aber immer frisches Wasser mit anbieten.
Fleisch aus der Kühltruhe kann als Igelfutter verwendet werden, wenn es mager, ungewürzt und nicht geräuchert ist. Natürlich müssen Sie es zuvor vollkommen auftauen, dann wird es durchgedreht oder ganz fein geschnitten. Das Auftauen geht rasch, wenn Sie das Stück (pro Igel etwa 40 bis 50 g für einen Tag) im Plastikbeutel in heißes Wasser hängen.
Eier können hartgekocht (niemals roh) und gehackt gegeben werden.
Ein Stückchen Banane wird vom Igel gerne genommen. Es eignet sich als Zusatzfutter aber nicht als Alleinfutter, da Banane viele Kohlenhydrate und kaum Eiweiß enthält.
Mehlwürmer (Larven des Mehlkäfers) sind natürlich nur in »Tierhaushalten« vorrätig, in denen es bereits Hamster, Rennmäuse, kleine Reptilien oder Vögel gibt, die regelmäßig Mehlwürmer als Zusatz zum übrigen Futter bekommen. Igel nehmen Mehlwurmfütterung meist sehr gerne an (nicht als Alleinfutter geeignet →Seite 34).
Seien Sie nicht enttäuscht, wenn sich das Stacheltier nicht sofort auf die liebevoll zubereitete Mahlzeit stürzt. Die natürliche Vorsicht ist zuerst meist stärker als der Hunger. Das ändert sich, sobald im Haus Ruhe herrscht. Am nächsten Morgen ist im Normalfall alles sauber ausgeleckt.
Wenn allerdings das Futter auch morgens noch unberührt geblieben ist, setzen Sie sich am besten mit einem erfahrenen Tierarzt oder Igelpfleger in Verbindung (Adresse über die Ortsgruppe des »Bund Naturschutz« oder den Tierschutzverein erfragen). Futterverweigerung ist fast immer ein Krankheitszeichen, das eine sofortige Behandlung erforderlich macht. Die notwendigen Medikamente muß der Tierarzt verschreiben oder Spritzen verabreichen.

Die ersten Tage nach der Aufnahme

Der Igel sollte gleich am Tag nach der Aufnahme gewogen werden. Dazu legen Sie ihn am besten in die Schale einer Küchenwaage, die sich grammgenau einstellen und hinterher mühelos säubern läßt (siehe Zeichnung). Sie brauchen das Anfangsgewicht, um jede Woche die Zunahme – ein Zeichen für gutes Gedeihen – kontrollieren zu können. Außerdem lassen sich Medikamente nur nach dem Gewicht des Igels richtig dosieren.
Ebenfalls am Tag nach der Aufnahme sollten Sie beim Reinigen der Kiste etwas Kot für die notwendige Kotprobe sammeln. Durch diese Untersuchung allein können Innenschmarot-

zer (→Seiten 40 bis 42) genau festgestellt und dann gezielt bekämpft werden. Für die Kotprobe wird mit einem Plastiklöffel oder Holzstäbchen ein etwa haselnußgroßes Stückchen Kot auf Metallfolie – notfalls auch Plastikfolie – gelegt und eingewickelt. Um eine sichere Diagnose zu erhalten, nehmen Sie am besten Kotproben von zwei oder drei aufeinanderfolgenden Tagen. Die Folie stecken Sie in eine kleine, fest schließende Dose und schicken sie entsprechend verpackt an das für Sie nächstgelegene Veterinäruntersuchungsamt. Auf einem (gut leserlichen) Begleitzettel geben Sie,

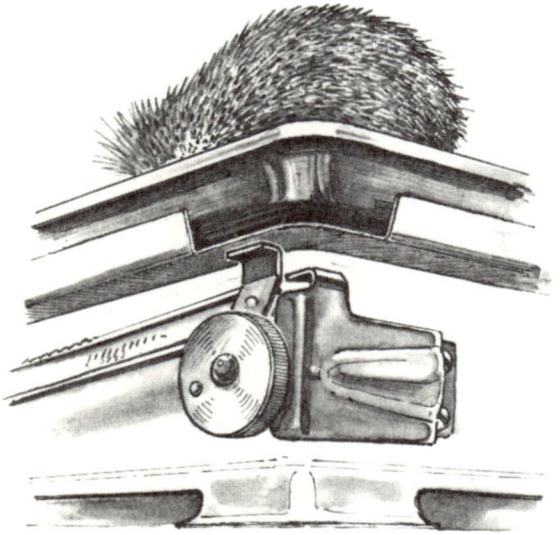

Einmal in der Woche sollte der Igel gewogen werden. Jede Gewichtszunahme ist ein Zeichen, daß Ihr Schützling gut gedeiht.

mit der Bitte um Untersuchung des Kotes, Ihre Anschrift, sowie Funddatum, Gewicht und Namen des Igels an.
Wenn Sie Kotproben von mehreren Igeln einschicken, gehört jede in ein gesondertes Stück Folie. Der Zettel mit den Angaben (hier ist dann der Name des Igels besonders wichtig) muß jeweils auf der entsprechenden Folie angebracht werden. Die Befunde können beim einzelnen Tier sehr unterschiedlich ausfallen, es ist also wichtig, daß es keine Verwechslungen gibt. Die Gebühren für eine Kotuntersuchung beim Veterinäruntersuchungsamt sind niedrig. Der Befund wird Ihnen zusammen mit der Rechnung zugeschickt. Sie können aber schon nach vier bis fünf Tagen telefonisch Bescheid einholen, um den Igel eher behandeln (lassen) zu können. – Die Adresse des zuständigen Veterinäruntersuchungsamtes erfahren Sie beim Tierarzt oder beim örtlichen Schlachthof.
Es gibt auch Tierärzte, die Igelkotuntersuchungen durchführen; das ist allerdings selten, weil die langwierige Untersuchung (Lungenwurmproben müssen mehrere Stunden stehen) den Ablauf einer Praxis stört.
Wenn Sie den Befund erhalten haben, können Sie Ihren Igel beim Tierarzt behandeln oder Medikamente zur »Heimbehandlung nach Vorschrift« verschreiben lassen.
Verletzte und offensichtlich kranke Tiere (→Seite 16) lassen Sie am besten schon vor dem Bescheid über das Ergebnis der Kotuntersuchung von einem Kleintierarzt mit Igelkenntnissen (telefonisch anfragen) oder einem wirklich erfahrenen Igelpfleger anschauen. Dann können wenigstens schon erste Maßnahmen zur Heilung eingeleitet werden.
Jeder Transport strengt Igel an, vor allem, wenn sie schon in schlechter Verfassung sind. Schaukeln – zum Beispiel in einer Tragtasche – vertragen auch gesunde Tiere schlecht; sie erbrechen dann meist, was ihnen allerdings nicht schadet.
Fast alle Igel haben Innenparasiten. Wenn Ihr Pflegling zwar in ausreichendem Maße Nahrung zu sich nimmt, sein Gewicht aber trotz-

dem konstant bleibt, oder wenn er viel hustet, können Sie schon, bevor Sie das Ergebnis der Kotuntersuchung kennen, eine Fünf-Tage-Kur mit Telmin KH, Janssen, Düsseldorf (verschreibungspflichtig) machen. Dadurch verschaffen Sie dem Tier Erleichterung. Igel ab 200 g Gewicht erhalten täglich 1/4 Tablette, ab 350 g 1/2 Tablette, ab 500 g eine ganze Tablette zu Pulver zerdrückt und unter das Fleischfutter gemischt – fünf Tage hintereinander. Die jeweilige Menge muß genau eingehalten werden.

Daran erkennen Sie, ob der Igel schwer krank ist

Bei den nachfolgend beschriebenen Anzeichen verständigen Sie bitte so schnell wie möglich einen (igel)erfahrenen Tierarzt, damit Ihr Pflegling nicht stirbt:

- Wenn der Igel mehr als ein bis zwei Nächte nach der Aufnahme kein Futter nimmt.
- Wenn der Igel nach anfänglich guter Nahrungsaufnahme plötzlich das Futter verweigert.
- Wenn der Igel Durchfall hat (dünnbreiig, flüssig, grün oder blutvermischt).
- Wenn der Igel Blut hustet, schnaubt oder sich erbricht.
- Wenn der Igel beim abendlichen Laufen *nach völligem Aufwachen* zittert, schwankt oder zur Seite umfällt. (Dies kann allerdings auch bedeuten, daß es ihm zu kalt ist.)
- Wenn der Igel offensichtlich verletzt ist, an Abszessen oder Geschwüren leidet.

Die Igel-Ausstattung

Igel können und sollen nicht zu »Familienmitgliedern« werden wie Hund, Katze, Kaninchen oder Meerschweinchen. Aber wenn der Igel auch nur als Gast bei Ihnen ist, so braucht er doch ein bequemes Quartier, und es soll ihm an nichts fehlen.

Das Igelheim, eine Schlaf- und Futterkiste

Der im Kapitel »Soforthilfe-Maßnahmen« (→Seite 8 f.) erwähnte Karton ist als Unterbringung für längere Zeit nicht geeignet; es sei denn, Sie wechseln ihn jedesmal gegen einen neuen aus, wenn er durchweicht oder beschmiert ist.
Besser eignet sich eine entsprechend große Kiste, die Sie mit ein bißchen handwerklichem Geschick gut selbst anfertigen können – aus Sperrholz oder Preßspanplatten. Der Boden sollte mit flüssigem Kunststoff gestrichen werden (auf keinen Fall mit Bootslack), damit er keinen Urin aufsaugen kann. Lassen Sie den Anstrich gut trocknen! Auch die Seitenwände können auf diese Weise gestrichen werden, damit sie leicht zu reinigen sind. Lüftungslöcher am oberen Rand nicht vergessen! Für den Boden eignen sich natürlich auch die etwas teureren Resopalplatten. Wenn Sie Zeitungslagen darüberlegen, erleichtern Sie sich das tägliche Säubern. Die Zeitungen werden einfach durch neue ersetzt.

Schlafhaus – Einstreu und Unterlage

Als Schlafhaus verwenden Sie am besten einen umgedrehten Schuhkarton – ohne Deckel (siehe Zeichnung). Wenn er schmutzig geworden ist, können Sie ihn leicht auswechseln (jedes Schuhgeschäft gibt übriggebliebene Kartons kostenlos ab).
Das Schlafhaus sollte nur gut doppelt so groß sein wie der Igel, weil er sich dann warm einpacken kann. Deshalb bevorzugt er auch im Freileben verhältnismäßig enge Schlafhöhlen. Ist der Karton größer, müssen Sie ihn besonders reichlich mit saugfähigem Material füllen. Den Einschlupf des Schlafhauses (12 × 12 cm groß) können Sie einfach mit der Schere ausschneiden.
Als »Einstreu« dient geknülltes Zeitungspapier (kein Glanzpapier!), das weggeworfen wird, sobald es beschmutzt ist. Auch weiche, saubere, gut waschbare Lappen – beispielsweise schadhafte Handtücher aus Frottee und Staubtücher, können Sie dafür verwenden. Wenn sie naß oder schmutzig geworden sind, müssen sie natürlich gewaschen werden.

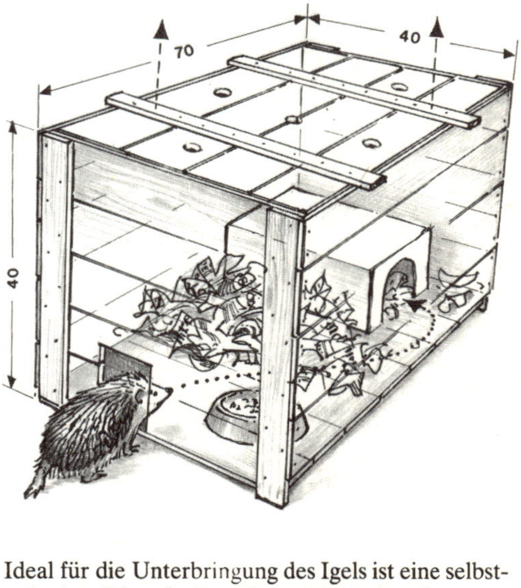

Ideal für die Unterbringung des Igels ist eine selbstgefertigte Kiste, in die sich das Tier jederzeit zurückziehen kann.

Dieser kleine Igel fühlt sich auf dem Arm seines ▷ Betreuers sichtlich geborgen.

Saugfähige Wegwerf-Küchentücher eignen sich ebenfalls; allerdings nur dann, wenn sie täglich gewechselt werden.
Laub und Heu, das manchmal verwendet wird, ist für die Igelpflege im Haus nicht sehr zu empfehlen; es sei denn, Sie erneuern die ganze Einstreu täglich. Andernfalls bleibt der Kot oft zwischen Blättern und Heu liegen; das kann dann Anlaß für Selbstansteckung sein.
Als Unterlage für das Schlafhaus nehmen Sie bitte immer eine dicke Lage Zeitungen, die ausgewechselt werden, so oft es nötig ist.

Ein Gatter für den Auslauf

Um munter und gesund zu bleiben, müssen Igel auch im Haus oder in der Wohnung reichlich Bewegungsmöglichkeit haben. Sie möchten laufen und herumschnuppern, wie es ihrer Art entspricht. Nur so bleiben sie beweglich und ausdauernd genug, um sich später draußen wieder allein durchbringen zu können. Sie hätten das Tier unter solchen Voraussetzungen besser nicht mit ins Haus genommen! Wer in der Wohnung einen geeigneten Platz hat (→Seite 21), um ein Gatter aufzustellen, kann damit dem Igel ermöglichen, immer dann herumzulaufen, wenn er gerade mag. Die Lauffläche des Gatters muß mindestens 2 bis 3 qm umfassen, den Grundriß der Wohnkiste abgerechnet; das Igelhaus mit der Schlafkoje wird hineingestellt.
Weil Igel gerne und gut klettern (siehe Zeichnung), sollen die Wände des Gatters unbedingt 40 cm hoch sein. Selbstanfertigung aus Preßspanplatten ist möglich. Maschendraht, wie er oft für Kaninchen- und Meerschweinchengehege verwendet wird, ist nicht das Richtige, weil die Igel sich bei Kletterversuchen daran verletzen können.

Natürlich braucht ein Igel im Auslauf keinen Teppichboden – das wäre sogar sehr unhygienisch. Auch hier ist das Auslegen mit saugfähigen alten Zeitungen die sauberste und einfachste Lösung. Styropor, Plastik und Gummi verwenden Sie bitte an keiner Stelle des Igelauslaufs oder seiner Behausung. Diese Materialien werden beknabbert und können schädlich sein.

Futter- und Wasserbehälter

Futterschüsselchen für Igel müssen standfest sein, flach und leicht zu reinigen. Weichplastik ist auch hier ungeeignet, Hartplastik eher möglich. Keramik, Porzellan oder Glas eignen sich am besten. Ich verwende für meine Pflege-Igel seit Jahren Weckglasdeckel, die sich gut heiß reinigen und kräftig ausbürsten lassen. In den etwas höheren Deckeln von Massivrandgläsern gebe ich das Trinkwasser, in Rillenglasdeckeln das Futter (siehe Zeichnungen Seite 32).
Jedes Tier braucht einen eigenen Futternapf und einen eigenen Wasserbehälter. Es könnte sonst zu Streitereien kommen, und die Langsameren und Schwächeren könnten leer ausgehen. Ihre Pfleglinge sind ja – anders als die Tiere draußen in der Natur – auf Ihre Hilfe angewiesen; in der Wohnung finden sie nur die von Ihnen gefüllten Schüsselchen. Im Freien gibt es Ausweichmöglichkeiten, dort finden auch schwächere Tiere in geeigneten Biotopen Futter an verschiedenen Stellen.

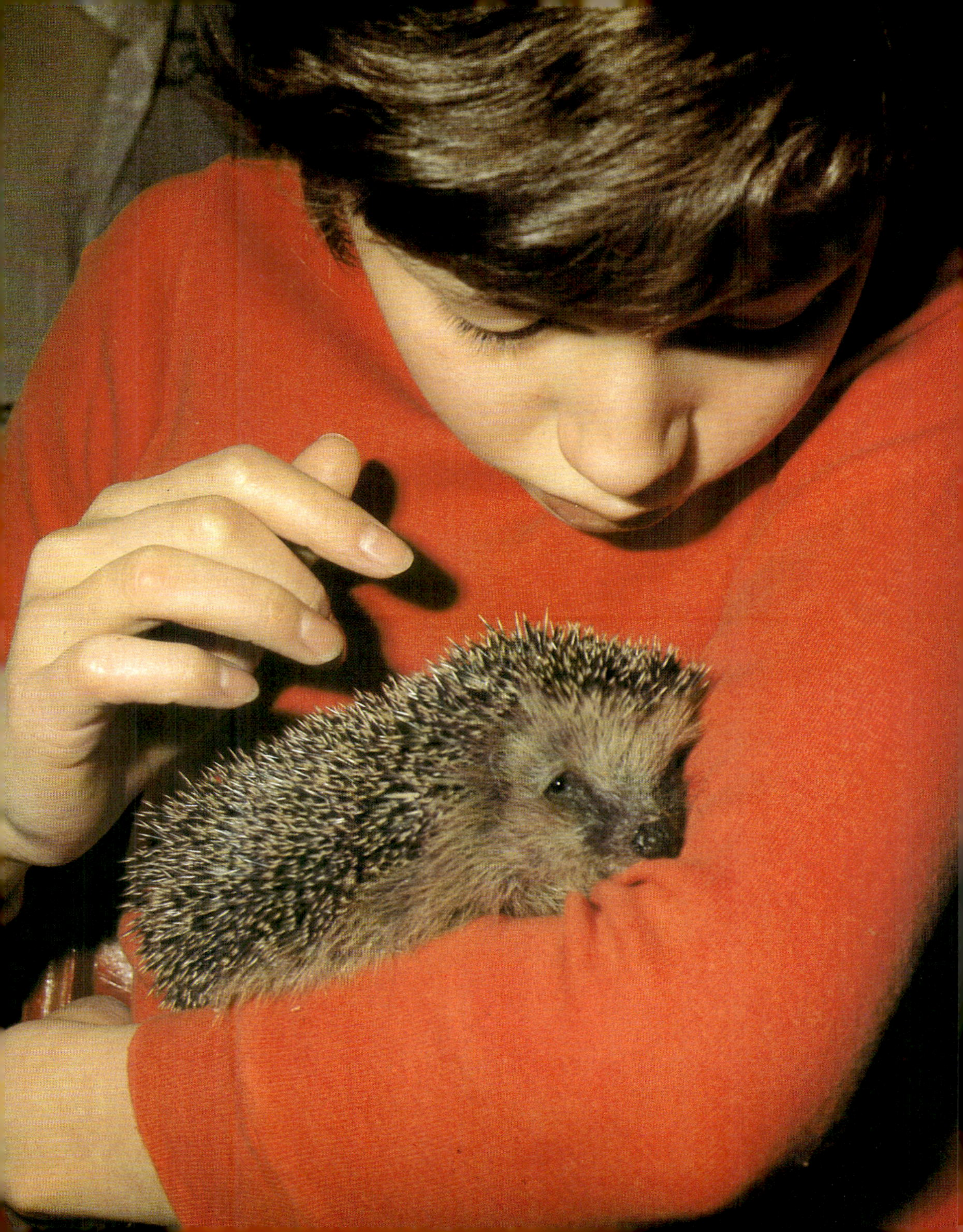

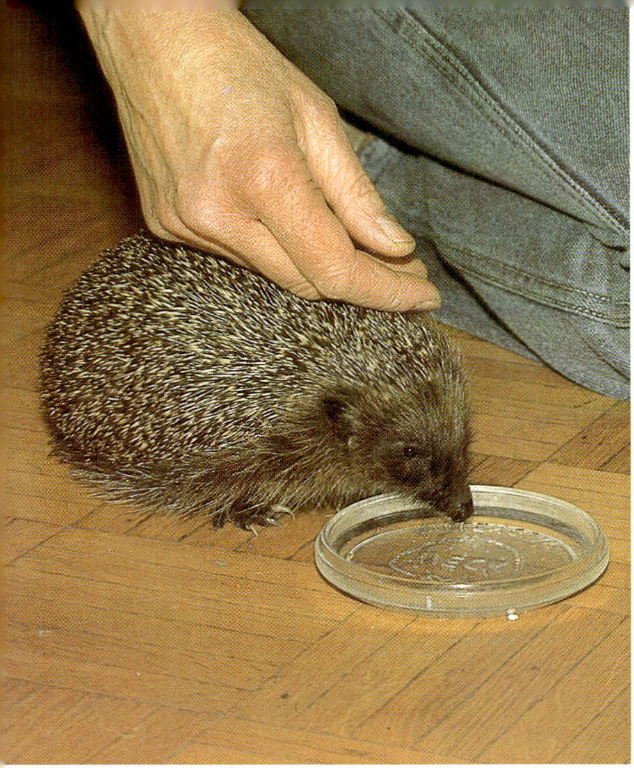
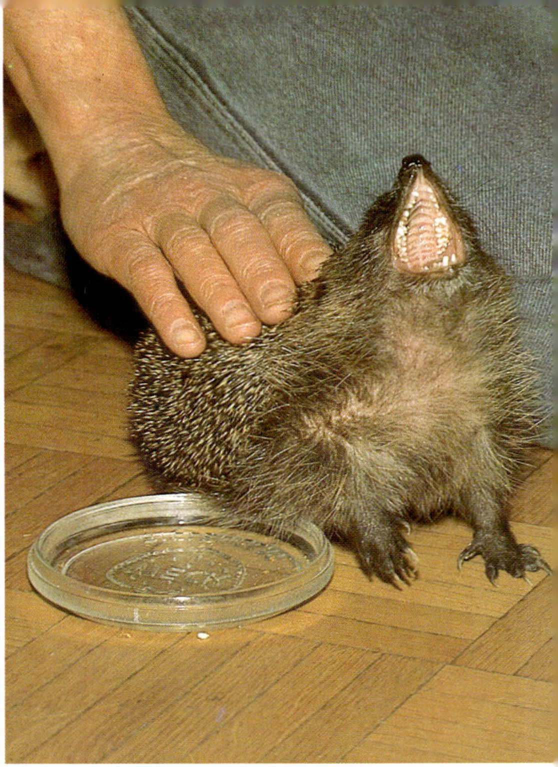
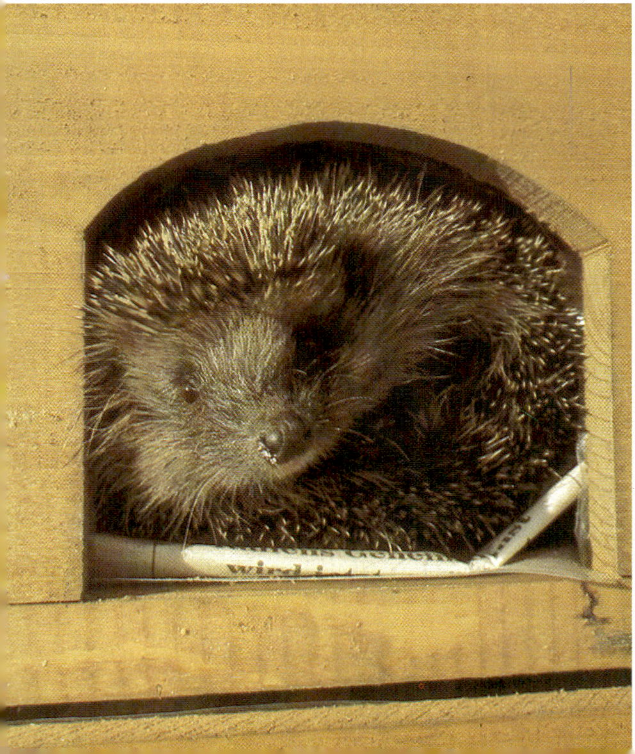
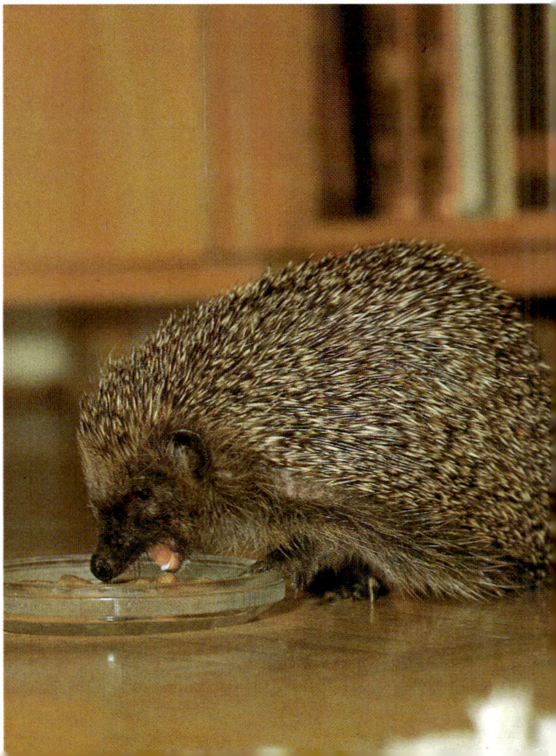

◁ Oben und unten rechts: Resi, das bereits handzahme Pflegekind der Autorin. Unten links: Max im Schlafhäuschen.

Grundregeln für Haltung und Pflege

Der richtige Platz für den Igel

Igel brauchen Wärme, sie vertragen aber – wie schon erwähnt – keine Hitze. Deswegen gehören Kiste und Auslaufgatter nicht an die Heizung, wenn sie in Betrieb ist; die Tiere könnten sonst durch Herzschlag oder Kreislaufschwäche eingehen (ich habe das leider bei Bekannten erlebt).

Der Igel braucht frische Luft, Sie müssen ihn aber vor Zugluft schützen; er verträgt sie nicht. Auch in Freiheit suchen sich Igel ihre Schlafstelle an einem entsprechend geschützten Platz aus. Mit Hilfe einer brennenden Kerze können Sie leicht feststellen, wo es zieht: flackert das Flämmchen, ist der Platz ungeeignet.

Die Temperatur sollten Sie mit einem Thermometer kontrollieren, und zwar nicht nur in Augenhöhe, wie gewohnt, sondern auch am Boden. Dort ist es nämlich kühler und gerade dort stehen Igelkiste und Auslauf. Weder zu niedrige noch zu hohe Temperaturen sind für kleine Igel gut; unter falschen Bedingungen können sie nur wenig Nahrung zu sich nehmen oder verweigern das Futter, obwohl sie eine Gewichtszunahme noch dringend nötig haben.

Ein Freund meines Sohnes rief eines Tages an. Er hatte seinen ersten Igelpflegling vorschriftsmäßig gefüttert, ihn von Außen- und Innenparasiten befreit. Aber auf einmal kam der Igel nicht mehr aus dem Schlafhaus und rührte kein Futter an. Ich gab den Rat, die Raumtemperatur zu messen und den Kleinen zu wiegen. Ergebnis: 15° C und 400 g Gewicht. Seitdem der Raum auf 20° C aufgeheizt wird (am Boden 18° bis 19° C), ist das Igelchen wieder munter, bei bestem Appetit und hat im richtigen Maße zugenommen.

Kleiner und großer Auslauf

Wenn Sie einen geeigneten, richtig temperierten Raum mit Fenster und genügend Frischluftzufuhr für Ihren Igel haben, oder wenn Sie das Tier allabendlich und möglichst auch morgens einige Stunden frei in der Wohnung laufen lassen, ist das für die Gesundheit und das Wohlbefinden Ihres Pfleglings eine sehr gute Lösung.

Bei Igeln, die wenig laufen dürfen, kann es zu schweren oder nicht wieder zu behebenden Lähmungserscheinungen kommen, wie sie sonst nur durch falsche Ernährung hervorgerufen werden. Außerdem wachsen die Krallen zu lang und verkrümmen, wenn Sie oder der Tierarzt sie nicht beschneiden.

Als kleiner Auslauf dient das Gatter, von dem schon die Rede war (→Seite 18). Die angegebene Größe der Lauffläche ist ein Mindestmaß – je größer der Umfang des Gatters, um so wohler fühlt sich Ihr Schützling. Die Höhe von 40 cm ist durch die Kletterkünste vieler Igel gerechtfertigt. Sie krabbeln aufs Schlafhaus, klettern am Gitter hoch und lassen sich hinausplumpsen – was nicht immer gut geht! Wenn ein Igel dann wegläuft, finden Sie ihn oft erst nach langem Suchen, und meist dort, wo Sie ihn gar nicht vermutet haben. Leider wird er aber gerade dann leicht getreten oder eingeklemmt, wenn niemand damit rechnet, daß er unterwegs ist.

Ich kenne Familien, die ihrem Winterigel ein ganzes Zimmer zur Verfügung stellen (können). Die Regel ist das natürlich nicht – auch in unserer Wohnung wäre es nicht möglich. Bei einer der Familien machte sich ein Igel ein Vergnügen daraus, zwischen Wand und Nähmaschine hochzuklettern und seine erstaunte Pflegerin mit einiger Regelmäßigkeit auf der Nähmaschine zu erwarten.

Grundregeln für Haltung und Pflege

Wir haben weder ein Igelzimmer noch Platz, irgendwo ständig ein Igelgehege aufzustellen. Dafür dürfen unsere stacheligen Gäste (ich hatte schon bis zu drei Igel zur gleichen Zeit) sich jeweils abends drei bis vier Stunden und morgens weitere drei Stunden frei im Eßraum und nach der Eingewöhnungszeit in den meisten Räumen der Wohnung bewegen. Günstig ist, daß wir nirgends Teppichboden und nur in Wohn- und Kinderzimmer Teppiche haben, denn auch bei gesunden Tieren gibt es ab und zu etwas aufzuputzen (mit Klopapier, Papiertaschentuch oder -handtuch aufnehmen und nachwischen).
Einige Räume bleiben allerdings grundsätzlich für Igel gesperrt:
Das Bad und die Toilette, weil sämtliche Igel versessen darauf sind, den Abdichtungskitt des Abflußrohres anzuknabbern – was wahrscheinlich nicht gerade gesund ist für die Tiere! Außerdem legen wir Wert darauf, daß der Kitt keine Löcher bekommt. In unseren »Igel-Anfangszeiten« mußten wir deswegen schon einmal den Installateur holen!
Auch das Schlafzimmer ist nicht für Igel geöffnet, es ist für die Tiere dort zu kalt.
Neulinge setze ich in den ersten Tagen nur in den Eßraum, der überschaubar und sparsam möbliert ist und dessen versiegelter Holzboden sich leicht wischen läßt, denn viele Igel haben in der ersten Zeit Durchfall.
Wenn ein neu aufgenommener Igel in der Auslaufzeit nur matt herumtrippelt und sich bald unter der Heizung oder anderswo zum Schlafen zusammenrollt, ist er für den Auslauf noch nicht kräftig genug. In solch einem Fall setze ich ihn dann rasch wieder zurück in sein Schlafhaus. Nimmt er das angebotene Futter gerne an und bekommt es ihm gut, werden auch die Innenparasiten richtig bekämpft, so wird sich Ihr Igel erholen, und das bemerken Sie sehr bald. Er wird lebhaft, macht gern längere Ausflüge und ist dabei so flink, daß Sie sehr darauf achten müssen, ihn nicht zu treten.

Achtung – Igel läuft!

Bei uns wird »Alarm« gegeben, bevor ich den oder die Igel laufen lassen. Jeder weiß, daß er nun beim Gehen, beim Öffnen und Schließen von Türen genau hinschauen muß – auf den Boden natürlich! Das ging bisher immer ohne Zwischenfälle ab, weil die ganze Familie seit langem an das Zusammenleben mit vielen verschiedenen Tieren gewöhnt ist. Achtsamkeit läßt sich lernen.
Zahm gewordene Stacheltiere folgen den vertrauten Menschen oft auf Schritt und Tritt, am eifrigsten natürlich dem, der sie betreut und ihnen das Futter gibt. Anscheinend können sie ohne Schwierigkeiten verschiedene Personen am Geruch auseinanderhalten. Stasi, Julchen, Xaver und Resi, die besonders zahm wurden, ließen sich von mir offensichtlich gerne streicheln. Sie hielten ganz still, die friedlich angelegten Stacheln fühlten sich wie ein rauhes Fellchen an. Auch die anderen Familienmitglieder ließen sie gelten, fauchten nur manchmal ein bißchen. Wenn ein Fremder auftauchte, liefen alle fort oder stellten fauchend die Stacheln auf. Resi kommt abends aus ihrem Schlafhaus, wenn ich die Hand vor dem Eingang lautlos hin und her bewege. Sie schnuppert in die Luft und bewegt lebhaft ihre kleine Zunge, nimmt meine Witterung also mit Nase und Mund auf.
Vertrautheit und Furchtlosigkeit unserer Tiere sind uns die schönste Belohnung für alle Mühe – neben der Befriedigung, die Pfleglinge gesund in die Freiheit entlassen zu können.

Die Geräuschempfindlichkeit des Igels

Igel hören gut, auch im Ultraschallbereich, in dem es für das menschliche Ohr keine Wahrnehmung gibt. Sie reagieren besonders schreckhaft auf Geräusche mit großem Ultraschallanteil: das Knipsen von Lichtschaltern, Klicken von Feuerzeugen oder Fotoapparaten, Geschirrklappern, Klirren von Metall und Glas; auch auf das Zungenschnalzen (tz-tz-tz-tz), das viele Leute beim Anblick kleiner Kinder und junger Tiere von sich geben, um Aufmerksamkeit zu erregen und Zuneigung auszudrücken. Igel können sich an dieses Geräusch niemals ganz gewöhnen. Sie zucken jedesmal zusammen und ziehen sekundenschnell die Stirnstacheln nach vorn. Nehmen Sie also im Rahmen des Möglichen Rücksicht, damit die Tiere ihre Ängstlichkeit verlieren. Andere von uns teilweise als störend empfundene Geräusche im Haus, wie das Rumpeln der Waschmaschine, Staubsaugen oder auch lautes Reden, erschrecken sie nach kurzer Zeit nicht mehr.

Können Igel stubenrein werden?

Der Igel ist ein Wildtier; er kann nicht, wie manche Heimtiere, wirklich stubenrein werden. Wenn Igel aber frei sind von Innenparasiten, die Durchfall bewirken, koten sie weniger häufig – manchmal nur zwei- bis dreimal täglich. Es sind dann größere »Portionen«, die relativ fest sind und mit Papier gut entfernt werden können. Igel setzen Kot und Urin bevorzugt an einem versteckten Platz ab – unter der Heizung oder einem Möbelstück, auch hinter der Couch. Diese Orte müssen Sie also stets besonders kontrollieren. Die Reinigung können Sie sich auch hier erleichtern, indem Sie Zeitungen auslegen. Alle Igel spreizen umständlich die Beine auseinander, wenn sie einen »See« machen, damit ihr Bauch nicht naß wird. Natürlich kann es auch geschehen, daß Igel durch Kot oder Urin laufen und dann Spuren verteilen. Deshalb ist es gut, alles möglichst bald zu beseitigen. Ich habe während der »Igellaufzeit« stets Papier-Küchentücher bereit, und es riecht in unserer Wohnung trotz der freilaufenden Igel nicht nach Stall.
Aber auch bei Kellerhaltung möchte ich zu regelmäßiger – möglichst zweimal täglicher – Reinigung raten, damit sich die Igel nicht selbst infizieren können (Coccidien →Seite 42), und damit Sie auch künftig nicht die Freude an der Igelpflege verlieren.

Tage sind zum Schlafen da

In der Regel schlafen gesunde Igel tagsüber (für ganz junge Tiere gilt das allerdings nicht immer). Pfleglinge im Haus scheinen diese Gewohnheit manchmal zu ändern. So sind beispielsweise meine Winterigel (bisher stets Jungtiere) nicht nur abends, sondern auch morgens zwischen 6 und 9 Uhr »auf den Beinen«; wahrscheinlich, weil sie abends gegen 22 Uhr in ihrer Kiste Futter bekommen und sie die Nacht dann dort verbringen müssen. Diese Kompromißlösung liegt in meinem eigenen Interesse und nützt, wie ich meine, auch den Tieren ein wenig (→Seite 31).
Anscheinend gibt es aber auch »Igelsonderlinge«, die den Tag zur Nacht machen. Seit unser Igelmännchen »El Toro« sich zu einem kräftigen Jungigel entwickelt hat, tobt er nicht selten nach dem Füttern am Vormittag in seiner Kiste herum, so daß ich ihn gern wieder laufen lasse. Er bleibt dann über Stunden

wach, rennt umher, kaut an Handschuhen, Gürteln, Schuhen, Papier oder Apfelschalen. Schließlich sackt er – sonst ein fauchendes Bündelchen Energie – ganz müde und krumm zusammen, um sich auszuruhen und läßt sich offensichtlich gern von mir »schlafen legen«.

Abwechslung gegen Langeweile

Im Freileben müssen Igel ihr Futter meist mühsam zusammensuchen, sich mit Artgenossen auseinandersetzen, Schlaf- und Winterschlafnester an geeigneten Stellen einrichten und auspolstern, um zu überleben. Das ist oft schwierig, aber igelgemäß, Langeweile gibt es nicht.
Wenn Igel als Pfleglinge im Hause auch auf das Beste versorgt werden, so fehlt ihnen doch meist jede artgemäße Abwechslung und »Betätigungsmöglichkeit«. Sie laufen ruhelos die gleiche Strecke im Auslauf hin und her

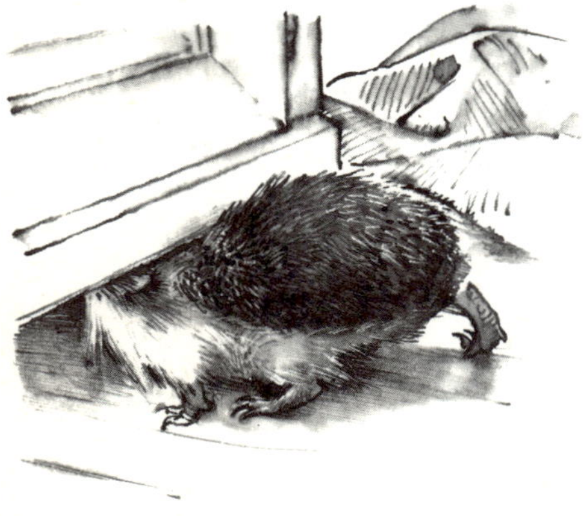

Denken Sie daran, wenn Ihr Wintergast eines Tages nicht aufzufinden ist: Igel können sich ganz schlank machen und so auch in relativ schmalen Ritzen verschwinden.

– es ist ihnen fast anzusehen, wie wenig wohl sie sich dabei fühlen. Lebhaft reagieren sie nur noch, wenn es Futter gibt. Einige Igel bewegen sich schließlich kaum noch, sie werden fett und finden sich später im Freileben schwer zurecht.
Diese ungute Entwicklung können Sie ohne großen Aufwand verhindern. Igel sind neugierig und untersuchen alles Unbekannte, sobald sie die erste Angst in der neuen Umgebung verloren haben. Kleine, aber auch etwas größere Gegenstände aus Leder werden intensiv berochen, beleckt, und es wird daran gekaut. Papier und Lappen sind Material zum oft noch spielerischen Nestbau in geschützten Ecken, zwischen Büchern oder unter Möbeln. Bei uns gehört das unterste Fach des Flur-Wandschranks in jedem Winter einem Igelgast. Wir haben einen Drahthaken so zurechtgebogen, daß die Schranktür damit genau in der richtigen Stellung offengehalten wird. Alte Tageszeitungen werden dort von dem Igel mit Eifer zerfetzt und geschäftig zum Nest geformt; unser Igelgast Resi baute sich ein »Spielnest« in der Speisekammer, in einer Ecke zwischen zwei Obstkörben. Sie hat dafür schwer gearbeitet, die Papiertüten in den Körben zerkleinert, im Mäulchen in die Ecke geschleppt und aufgeschichtet. Nachdem sie in ihrer Schlafkiste war, habe ich natürlich gekehrt. Danach wurde alles Papier möglichst »naturgetreu« wieder zurückgelegt.
Alle unsere Wohnungsigel »helfen« beim Putzen, indem sie Besen und Wischtuch beißen und »totschütteln«. Sie beschnuppern den Staubsauger, kauen an meiner Strickwolle herum und verschleppen sie in ein Versteck zum Nestbau, wenn ich nicht aufpasse. Sie scheuchen die Katze oder ärgern das Kaninchen – langweilig wird es ihnen (und uns) nie.

Grundregeln für Haltung und Pflege

Wenn Igel beißen

Viele Igel beißen in der ersten Zeit nach der Aufnahme, wenn die Hand oder der Fuß eines Menschen unmittelbar vor ihrem Schnäuzchen auftaucht. Es ist ein Zeichen der Abwehr oder auch des Hungers. Sie kneifen dabei recht spürbar und halten den vermeintlichen Angreifer oder das »Futterstück« fest, wie sie es auch im Freileben tun. Igel sind Insektenfresser, die eine ergriffene Beute festhalten, bis sie »ausgezappelt« hat. Wenn Ihr Pflegling Sie selbst einmal fester an der Hand oder am Finger gepackt hat, versuchen Sie daher nicht, sich loszureißen. Es könnte sehr schmerzhaft sein. Der Igel *kann* nicht sofort wieder loslassen – warten Sie, bis er nach kurzer Zeit von selber nachgibt.
Halten Sie Ihrem Igel – zumindest in den ersten Tagen – die Finger nicht zu nah vor die Nase, und nehmen Sie ihn immer mit beiden Händen von den Seiten her hoch.
Unser diesjähriges Igelmännchen, El Toro, ist ein sehr temperamentvoller, besonders kräftiger kleiner Igel. Versessen aufs Klettern versucht er, nicht nur an der Bastbespannung der Garderobe, sondern auch an meinen Beinen hochzugelangen. Nachdem er die erste Angst vor uns verloren hat, beißt er recht kräftig in meine Beine und Füße. Um ihm den Spaß nicht zu verderben, trage ich, wenn er unterwegs ist, feste Schuhe und besonders derbe Kniestrümpfe.
Wir haben glücklicherweise noch nie erlebt, daß ein Igel einem von uns die Haut verletzt hätte, obwohl die kräftigen Schneidezähne durchaus dazu in der Lage wären.
Tollwut haben meines Wissens Igel noch nie übertragen; Sie brauchen also auch davor bei Bissen keine Angst zu haben.

Igelmütter mit Jungen – junge Igel ohne Mutter

Igelmütter mit Jungen, die noch gesäugt werden (meist bis zu einem Gewicht von 200 bis 250 g), brauchen einen besonders ruhigen, richtig temperierten Raum (→Seite 21). Außerdem benötigen sie einen Auslauf von wenigstens 5 bis 6 qm und eine mit geknülltem Zeitungspapier gefüllte Schlafkiste, in der die ganze Familie Platz hat.
Die Kinder schlafen dicht bei der Mutter. Hat sie viele Junge, so haben bald nicht mehr alle bei ihr Platz, und die Kleinsten und Schwächsten bekommen zu wenig Wärme. Wenn Sie das merken, behandeln Sie diese »Stiefkinder« am besten wie junge Igel ohne Mutter (→Seite 26).
In der ersten Zeit sollten Sie aber noch nicht eingreifen, sondern die ganze Familie möglichst in Ruhe lassen. Nur am Abend, während die Mutter ihre Nahrung zu sich nimmt, können Sie einmal kurz nachsehen, ob die Kleinen noch alle am Leben sind und sich wohlbefinden. Fassen Sie die kleinen Igel aber bitte nicht an. Wichtig ist vor allem, daß Sie täglich für eine reichliche Portion frisches, richtig zusammengesetztes Futter (→Seite 33 und 34) und für frisches Wasser sorgen.
Auf das Anfangsbad verzichten Sie bei der Igelfamilie, um vor allem die Alte nicht zu erschrecken. Es könnte sonst sein, daß sie sich nicht mehr um die Kleinen kümmert. Bei sehr scheuen Tieren müssen Sie aus diesem Grund in den ersten Tagen sogar das Säubern der Kiste unterlassen. Zu lange freilich sollten Sie damit nicht warten. Lassen Sie dann so bald wie möglich Kotproben untersuchen, um notwendig werdende Behandlungen gegen Innenschmarotzer (→Seite 15 und 40) durchführen zu können. Sprühen Sie die Zeitungen,

die als Unterlage für den Auslauf dienen, vor dem Einlegen mit Alugan an; damit bekämpfen Sie die Außenschmarotzer (→Seite 39). Mit Alugan-Spray sollten Sie allerdings bei sehr jungen Igeln wegen der Verträglichkeit etwas vorsichtig umgehen.
Wenn die Igelin ihre Jungen nicht mehr säugt, sie anfaucht und nach ihnen schnappt, ist es Zeit, die Familie zu trennen. Die Igelmutter braucht ein gesondertes Quartier und muß weiterhin gut gefüttert werden. Wenn sie das entsprechende Winterschlafgewicht hat, können Sie das Tier nach kurzer Erholungspause und besonders guter Fütterung versuchsweise zum Winterschlaf in einen kühlen Raum bringen (→Seite 27). Vor Anfang Mai dürfen Sie die Igel nicht ins Freie setzen.

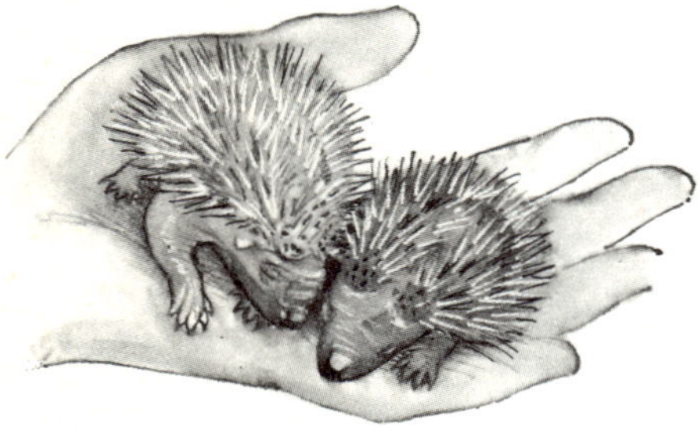

Igelkinder, die so aussehen, sind erst wenige Tage alt. Bitte nicht aufheben und mitnehmen, die Igelmutter ist sicher ganz in der Nähe.

Junge Igel ohne Mutter sind meist unterkühlt, wenn sie gefunden werden. Sie haben noch nicht genügend Eigenwärme, vor allem fehlt ihnen die Mutter als Nahrungs- und Wärmequelle. Oft sind sie frei von Ungeziefer – andernfalls können Sie die Kleinen, eines nach dem anderen, in wenig handwarmem Wasser abspülen, in Frotteetüchern vorsichtig trocknen und danach »ins Bett« bringen.

Das »Igel-Kinderbett«, ein fester, mindestens 25 cm hoher Karton, ein Holzkistchen oder ein Korb, sollte am Boden dick mit Zeitungen ausgepolstert werden. Darüber legen Sie eine mit heißem Wasser gefüllte, mehrfach mit Handtüchern umwickelte Wärmflasche, und erst darauf die Igelchen. (Nicht vergessen: Luft vor dem Zuschrauben aus der Wärmflasche drücken, Gummi außen trockenwischen.) Decken Sie die kleinen Igel dann noch ganz lose mit einem Wolltuch oder Frotteehandtuch zu. Die Wärmflasche muß nach einigen Stunden frisch gefüllt werden – wie oft, das werden Sie am besten selbst ermessen können. Nach meiner Erfahrung genügen meist vier Füllungen: morgens, mittags, abends und nachts. Die Temperatur ist richtig, wenn Sie die umwickelte Wärmflasche am Gesicht als angenehm empfinden. (Die Hände sind keine guten Wärmemesser.) Heizkissen halte ich für ungeeignet. Sie werden selbst auf niedrigster Stufe zu heiß und trocknen die Kleinen aus – für so junge Tiere lebensgefährlich!

Winterschlaf im Haus

Viele Igel kommen im Haus oder in der Wohnung ohne Winterschlaf aus, der ja nur eine Anpassung an die ungünstigen Lebensbedingungen während des Winters ist. Trotzdem »merken« sie die Wetterlage draußen und reagieren darauf. Bei Kälteeinbrüchen schlafen sie meist länger – mitunter sogar einige Tage hintereinander.
Igel, die das normale Winterschlafgewicht (ca. 800 g und mehr) nicht haben, kommen manchmal wenigstens zur Nahrungsaufnahme – einige auch, um Kot und Urin abzusetzen – aus dem Schlafkasten.

Grundregeln für Haltung und Pflege

Wenn sie durchschlafen, das Futter nicht anrühren, auf Geräusche und Berührung kaum oder gar nicht reagieren, ist der Raum, in dem sie leben, wahrscheinlich zu kalt (→Seite 21). Das sollten Sie dann schnell ändern, sonst könnte der Igel schließlich sogar eingehen.
Igel mit Winterschlafgewicht werden auch ohne den Anlaß niedriger Temperaturen manchmal schläfrig, laufen weniger, beschäftigen sich mit dem Nestbau und sind eines Tages »nicht mehr ansprechbar«. Wenn Sie sie in die Wohnung setzen, suchen sich die Igel nur – oft ein wenig schwankend – eine Ecke, in der sie ungestört schlafen können. Die Körpertemperatur ist niedriger, Atmung und Herzschlag sind langsamer. Wer das nicht weiß, denkt an schwere Krankheit oder bevorstehenden Tod. Dazu besteht aber kein Grund, sofern das Tier bis dahin vorschriftsmäßig gehalten wurde (einschließlich Kotuntersuchung und anschließender Behandlung), und nicht hustete, sondern munter und bei gutem Appetit war. Schlafende »Leichtgewichte« wachen bald so unerwartet auf, wie sie einschliefen; oft nachts, wenn Sie es nicht merken. Deshalb müssen Wasser und Futter jederzeit zur Verfügung stehen. Als Futter geben sie am besten Katzentrockenfutter (Brekkies) und Mehlwürmer zusammen mit Haferflocken in glatten, steilwandigen, nicht zu hohen Schälchen; beides verdirbt nicht so rasch. Kontrollieren Sie bitte täglich, ob der Igel Nahrung aufgenommen hat, und füllen Sie, wenn es notwendig ist, Futter und Wasser nach. Natürlich müssen die Gefäße stets sauber gehalten werden. Nach dem endgültigen Erwachen sollten Sie für ausreichende Lauf- und Bewegungsmöglichkeiten sorgen.
Igel mit Winterschlafgewicht schlafen oft für längere Zeit. Sie müssen – im Gegensatz zu den »Leichtgewichtigen« – in einem kühlen Raum bei Temperaturen zwischen 0° C und +5° C untergebracht werden. Natürlich muß ihr Häuschen dann besonders dicht mit wärmendem Material gefüllt werden und sowohl unten als auch seitlich gut isoliert sein. In modernen Wohnungen gibt es allerdings nur selten wirklich ausreichend kühle Räume. Deshalb ist manchmal ein Schuppen der bessere Platz. Auch auf dem Balkon ist eine Unterbringung möglich. Da die Temperaturen dort stark sinken können (manchmal bis −20° C), muß für eine besonders gute Wärme-Isolierung gesorgt werden. Die Gabe von frischem Wasser und Futter sowie die Kontrollen dürfen Sie auch hier nicht vergessen! Wie lange der Igel schläft, ist ungewiß – er muß aber *gleich* beim Erwachen Nahrung zu sich nehmen können. Wenn er ganz wach ist, bringen Sie ihn wieder in einen vorschriftsmäßig temperierten Raum.
Es gibt auch Winterschlaf-Kuriositäten. Bei Bekannten begann ein Pflege-Igel den Winterschlaf erst, als er 1100 g wog, und schlief dann von Ende Februar bis Ende Mai durch! Als er aufgewacht und entsprechend vorbereitet war, wurde er natürlich gleich in die Freiheit entlassen.

Die Versorgung dauergeschädigter Igel

Nur gesunde Igel haben, wenn sie ausgesetzt werden, die Chance, sich unter den harten Bedingungen des Freilebens zu behaupten. Gelähmte und stachellose Tiere, die es vereinzelt gibt, können daher nicht ohne Hilfe auskommen. Ihr Zustand ist meist auf mangelhafte Pflege – geringer Auslauf und falsche Ernährung – zurückzuführen. Sachkundige Betreuung und die Behandlung durch einen erfahrenen Tierarzt oder Igelpfleger hilft zwar in vielen Fällen – vor allem bei Lähmungen (→Seite 43) – aber leider nicht immer. Dauergeschädigte Tiere müssen dann im Haus, während des Sommers auch im Garten gehalten werden. Draußen brauchen sie ein wetterfestes Haus mit einer »Wärmepackung« aus geknülltem, saugfähigem Zeitungspapier. Das Haus muß wind- und sichtgeschützt an einem trockenen Platz aufgestellt werden. Weil in einem durchschnittlich großen Garten kein Igel satt werden kann – er findet nicht genügend natürliches Futter –, müssen Sie ihm neben frischem Wasser auch täglich sein Futter hinausstellen; am besten in ein Futterhäuschen mit engem Eingang (12 × 12 cm) und abnehmbarem Dach (damit es gut zu reinigen ist). Wenn Sie das Futter frei hinstellen, kann es leicht von anderen Tieren, auch von Mäusen, geholt werden.

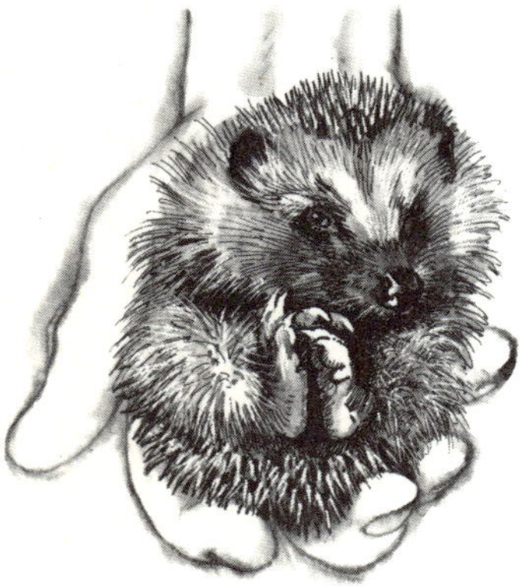

Anfangs rollt sich der verschreckte Jungigel immer wieder zu einer Stachelkugel ein. Wenn Sie ihn vorsichtig in die Hand nehmen und sanft auf ihn einsprechen, wird er sich langsam an Sie gewöhnen.

Damit der kleine Invalide nicht entwischen kann – es wäre sein sicheres Verderben –, sollten Sie den Garten »igelsicher« machen: Verzinkter, punktgeschweißter Maschendraht wird 15 bis 20 cm tief in die Erde eingelassen und am oberen Rand nach innen umgebogen. Igel sind nämlich erstaunlich gute Kletterer und können auch graben.

Wie zahm können Igel werden?

Fast alle Wildtiere fürchten sich verständlicherweise bei ersten Begegnungen vor uns Menschen. Igel zeigen ihre Abwehr durch Einrollen, drohendes Fauchen, »Blubbern«, mit gesträubten Stacheln Gegen-die-Hand-Springen oder durch rasche, ängstliche Flucht.

Zahmheit im eigentlichen Sinn ist nicht die Regel und läßt sich auch nicht erzwingen. Manche Igel sind von Anfang an zutraulich und zeigen nur wenig Scheu. Das trifft vor allem auf Igelkinder zu. Andere verlieren nur dann ihre Angst, wenn Sie sehr viel Geduld mit ihnen haben; sie bleiben aber stets vorsichtig.

Manchmal fassen sogar ausgesprochene Wildlinge mit der Zeit so viel Zutrauen, daß sie sich ohne Gegenwehr (am Rücken) streicheln lassen. Auf Ihr Rufen hin trippeln sie aus ihrem Versteck (wenn sie nicht gerade schlafen oder sehr beschäftigt sind) und folgen Ihren Füßen.

Zahme Igel kommen natürlich gleich, sobald Sie ihnen etwas Eßbares hinhalten. Sie nehmen es aus der Hand, was Sie aber nicht dazu verführen darf, dem Igel mehr Futter zu geben, als er bekommen soll (→Seite 33). Zutrauliche Igel suchen manchmal Ihre Nähe, laufen über Ihre Füße oder stellen sich an Ihren Beinen hoch. Sie kuscheln sich friedlich

und behaglich im Arm des Pflegers, wenn ihnen gerade danach zumute ist (→Foto Seite 19). Diese freiwillige Zahmheit, die Antwort auf unser geduldiges, freundliches Verhalten sein kann, ist eine ganz besonders nette Erfahrung.
Versuche, Igel zur Leinenführigkeit zu erziehen – von denen ich schon hörte –, sind vollkommen abzulehnen. Der Igel darf weder als Spielzeug benutzt noch wie ein kleiner Hund behandelt werden.

Igel und Heimtiere

Wenn Sie Heimtiere haben, kommt es zu Begegnungen, sobald der Igel laufen darf. Nach meinen Erfahrungen gibt es dabei keine besonderen Schwierigkeiten. *Jeder gut erzogene Hund* lernt schnell, den neuen Hausgenossen zu respektieren, auch ohne daß er mit den Stacheln unangenehme Bekanntschaft macht. Sie müssen nur bei den ersten Begegnungen anwesend sein und dem Hund in bestimmtem Ton verbieten, den Igel anzugreifen, sobald er Anstalten dazu macht. Wenn Ihr Hund gehorcht und das Stacheltier nicht attackiert, vielleicht sogar mit dem Schwanz wedelt und freundlich zu ihm ist, wird der Igel bald Ängstlichkeit und Vorsicht vergessen – jedenfalls diesem bestimmten Hund gegenüber. So weiß ich beispielsweise von Bekannten, daß dort der Winterigel gemeinsam mit dem Hund aus dessen Schüssel die Nahrung aufnahm und auf seinen gewohnten Rennstrecken durch die Wohnung ohne Bedenken den Hund »überquerte«, wenn er ihm im Wege lag. Die natürliche Vorsicht fremden Hunden gegenüber behielt er trotzdem, rollte sich zusammen und drohte laut schnaufend, sobald ein ihm unbekannter Hund auftauchte.

Katzen versuchen bei der ersten Begegnung meist, nach dem Igel zu tatzeln, vor allem, wenn sie noch jung und verspielt sind (siehe Zeichnung). Nach ersten »stacheligen« Erfahrungen halten sie freiwillig Abstand! Sobald Igel merken, daß die Katze ungefährlich ist, werden sie keck, viele machen einen Sport daraus, die Arme mit nach vorn gezogener Stachelhaube von hinten zu rammen und mit beachtlichem Tempo zu verfolgen. Da hilft der Katze nur ein Sprung nach oben, auf Tisch oder Stuhl. Meine Igelinnen Stasi, Steffi, Julchen und Resi (sie ist diesen Winter bei uns) hatten und haben es besonders auf Katzen abgesehen. Julchen wurde schließlich so kühn, daß sie unsere alte Katze Beppi überra-

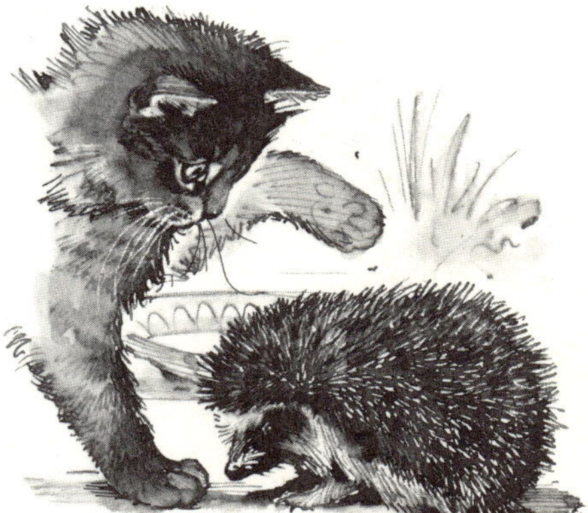

Auch Katzen müssen erst lernen, mit dem Stacheltier richtig umzugehen.

schend frontal angriff, in die Ecke trieb und kräftig in eine Vorderpfote zwickte. Die Arme, schon fast zahnlos, miaute jämmerlich und wußte sich nicht zu helfen, so daß wir eingreifen und die unwillig schnaufende Igelin in einen anderen Raum setzen mußten.

Grundregeln für Haltung und Pflege

Kaninchen gewöhnen sich meiner Erfahrung nach gut an Igel. Zwischen unserem freilaufenden Kaninchen Titus und den verschiedenen Wintergästen gab es bisher kaum Zusammenstöße. Julchen sprang dem Kaninchen einmal an den Hals, als es vorbeihoppelte, und packte es ein andermal am Schwänzchen. Das jedesmal »erbeutete« Büschel weicher, weißer Wolle trug sie noch eine Zeitlang im Mäulchen durch die Wohnung und verstaute es dann in ihrem »Nest« im Wandschrank. Resi näherte sich Titus nur mit nach vorn gezogener Stachelhaube, ohne ihn jedoch zu stechen. Als Erwiderung richtete Titus sich hoch auf und schlug mit den Krallenpfoten nach ihr, ohne sie zu berühren – offenbar als Warnung. Nun respektiert sie ihn und bei Begegnungen beschnuppern sich die beiden nur am Schnäuzchen.
Titus Gelassenheit macht ihn wohl für Igel weniger interessant als »flüchtende Objekte«.
Unsere *Meerschweinchen* lebten nicht mehr, als ich begann, Igel zu pflegen. Ich würde aber nicht versuchen, die Tiere zu gleicher Zeit laufen zu lassen, weil Meerschweinchen doch recht schreckhaft sind. Dasselbe gilt auch für *Hamster.*

So können Sie Unfälle vermeiden

Ein zahm gewordener Igel folgt dem Menschen, der ihm vertraut ist, oft auf Schritt und Tritt. Deshalb ist große Vorsicht geboten. Das Tier könnte sonst leicht zu Schaden kommen oder sogar schwer verletzt werden.
Wenn Sie Besuch haben oder in Eile sind, begrenzen Sie den Auslauf des Igels auf ein Zimmer oder ein geräumiges Gatter, damit ihm nichts zustoßen kann.

Türen können lebensgefährliche Fallen sein, wenn sie schnell und ohne die nötige Aufmerksamkeit geöffnet oder geschlossen werden. Der Igel eines Bekannten erlitt auf diese Weise eine schlimme Quetschung am empfindlichen Schnäuzchen, die sich entzündete. Der schon durch Lungenwurmbefall geschwächte kleine Kerl überstand diese zusätzliche Belastung trotz ärztlicher Behandlung nicht und starb.

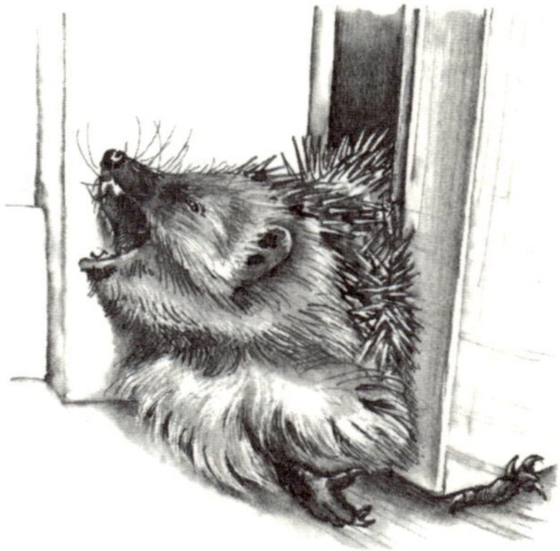

Jedes Mitglied der Familie muß informiert sein, wenn der Igel frei durch die Wohnung läuft. Durch Einklemmen an Türen können Sie dem Tier böse Verletzungen zufügen.

Enge Schlupfwinkel ziehen jeden Igel magisch an. Ich lasse Neulinge daher erst nach völliger Eingewöhnung in Räumen laufen, die in dieser Beziehung für Igel gefährlich sein könnten. Tiere, die ihre Umgebung schon ein wenig kennen und keine Angst haben, kriechen normalerweise nur in Spalten, aus denen sie auch wieder herauskommen. In Panik können sie jedoch anders reagieren. Sitzt aber ein Igel in einer Spalte einmal fest, ist es sehr schwierig, ihn herauszuholen. Wenn Sie mit Gewalt

vorgehen, werden Sie ihn wahrscheinlich verletzen. Besser ist es, solche Situationen zu vermeiden.
Wenn Sie Igel nachts frei in der Wohnung laufen lassen, ist die Gefahr, daß sie getreten oder eingeklemmt werden, natürlich größer als am Tage. Unsere Igel lassen wir deshalb niemals nachts frei, sondern abends von 18 bis 22 Uhr und morgens von 6 bis 9 Uhr.

Versorgung im Urlaub

Einen Tag lang kann der Igel allein bleiben, wenn Sie morgens sein Haus säubern, ihn mit frischem Wasser versorgen und – falls er noch jung ist oder gewöhnt, seine Nahrung in zwei Portionen zu bekommen – auch frisches Futter hinstellen.
Abends sollten Sie möglichst zeitig (etwa gegen 19 Uhr) wieder zu Hause sein, damit das Tier wenigstens drei Stunden Zeit zum Laufen hat und wie gewohnt sein Futter bekommt.
Eine Ausnahme: Ganz kleine Igel können auch nicht einen einzigen Tag allein bleiben. Sie brauchen die gewohnte, zuverlässige Versorgung.
Bei einem längeren Urlaub kommen Sie nicht ohne eine gute Vertretung aus. Bei noch nicht eingewöhnten Tieren, die beobachtet werden und Medikamente bekommen müssen, für Igelmütter mit kleinen Jungen oder junge Igel ohne Mutter brauchen Sie sogar einen igelerfahrenen Pfleger. Ich selbst würde bei so heiklen Pfleglingen lieber auf den Urlaub verzichten.
Jeder Urlaubsvertretung müssen Sie alles »vor Ort« genau erklären und zeigen und Angaben über Futter, Auslaufzeiten und -räumlichkeiten schriftlich hinterlassen.

Wenn Sie ein eigenes Ferienhaus oder eine Ferienwohnung haben, können Sie die Igel mit in den Urlaub nehmen und sie dort in der gewohnten Weise versorgen. In Hotels oder Pensionen ist das natürlich nicht möglich.

Die richtige Ernährung

Grundsätzliche Überlegungen

Lassen Sie die Igel nach dem Aufwachen erst einmal laufen und geben Sie ihnen nach etwa 2 bis 3 Stunden das Futter (dies gilt nicht für die ganz kleinen Igel) – es könnte sonst sein, daß sie sich nicht genug bewegen. Auch im Freileben laufen die Tiere ja vor allem, um Futter zu suchen.
Die Nahrung freilebender Igel besteht hauptsächlich aus Insekten, Insektenlarven, aus Gliedertieren wie Asseln, Ohrwürmern und Tausendfüßlern, aus Würmern, Schnecken sowie noch blinden Mäusenestlingen und vereinzelt auch frisch getöteten oder gerade verendeten Mäusen. (Igel können gesunde, ausgewachsene Mäuse nicht fangen, obwohl das immer wieder behauptet wird; die Mäuse sind zu flink.)

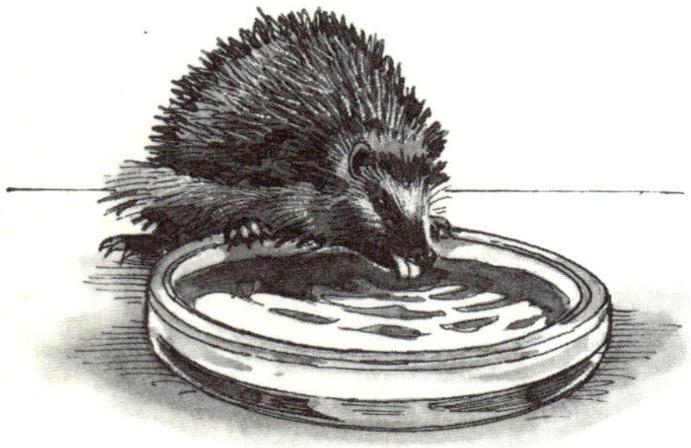

Das Trinkgefäß mit dem stets frischen Wasser . . .

Die natürliche Nahrung des Igels haben wir im Haus nicht zur Verfügung, außerdem sollen Regenwürmer und Schnecken nicht verfüttert werden, solange die Igel Pflege brauchen (→Seite 40 und 41). Wir müssen deshalb eine Nahrung zusammenstellen, die das für Gedeihen und Gesundheit unserer Pfleglinge Nötige enthält: Proteine (Eiweiß), Vitamine und Mineralstoffe. Ballaststoffe – die zwar nicht nähren, aber für Funktion und Gesunderhaltung des Darms unentbehrlich sind – dürfen nicht fehlen.

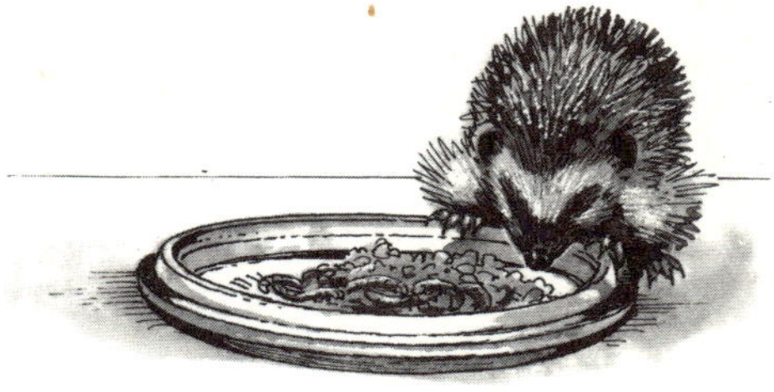

. . . und die Futterschale sollten immer am gleichen Platz aufgestellt werden.

Feste Nahrung erhält das Igelgebiß gesund!
Igel haben einen kräftigen Kauapparat, und es ist erwiesen, daß die meist übliche weiche Nahrung in häuslicher Pflege zu einer starken Zahnsteinablagerung und Zahnfleischentzündung führen kann (→Seite 42). Dies zeigt sich allerdings meist noch nicht, während Sie den Igel in Ihrer Pflege haben. Im Freileben aber können die Igel dann immer weniger und schließlich gar keine Nahrung mehr aufnehmen. Sie sterben verfrüht an Unterernährung und Sepsis (Blutvergiftung). Darüber gibt es eigene Untersuchungen. Auch Wildigel können Zahnschäden haben, sie stellen sich aber normalerweise erst in höherem Alter ein. Füttern Sie also nicht nur Brei, sondern geben Sie dem Igel auch täglich Kaunahrung (→Seite 34), damit er später, wenn Sie ihn in die Freiheit entlassen, noch ein möglichst langes gutes Igelleben vor sich hat.
Überfütterung ist immer schlecht. Nimmt der Igel gut zu – etwa 50 g pro Woche – und hält als erwachsenes Tier ein Gewicht von 850 bis

900 g, dann lassen Sie sich durch das übliche Klappern mit dem leeren Futterschüsselchen nicht erpressen. Nehmen Sie die Schüssel lieber weg und lassen nur das Wasser stehen. Futter muß immer mindestens zimmerwarm gegeben werden. Ich erwärme Fleisch und Brei sogar etwas darüber, indem ich die gefüllten Schüsselchen für einige Minuten auf die Heizung stelle. Die ganz kleinen Igel brauchen unbedingt körperwarmes Futter (ca. 36° C). Alles, was Sie dem Igel als Nahrung geben, muß frisch sein. Reste vom Vortag (die es kaum gibt, wenn der Igel Appetit hat und sie ihm die richtige Menge zuteilen), werfen Sie bitte weg. Anschließend sollten die Schüsselchen heiß ausgespült werden.

Verboten ist alles Gesalzene, Gewürzte, Geräucherte und alles Süße! Menschliche Nahrung wie Kuchen, Schokolade, Pudding, Süßigkeiten ist für Igel unbekömmlich – auch wenn sie davon nehmen. Apfel- oder Bananenstückchen und ein paar ungeschwefelte Rosinen dürfen Sie anbieten – nötig sind diese Schleckereien aber nicht.

Ernährung halbwüchsiger und erwachsener Igel

Die Nahrung für den Igel kann täglich einmal oder verteilt auf zwei Portionen gegeben werden. Meine Igel erhalten ihr Futter zweimal täglich. Die kleinere Portion nach dem morgendlichen, die größere nach dem abendlichen Auslauf. Sie bekommen die Nahrung in ihrer Kiste vorgesetzt. Als Getränk gibt es ausschließlich Wasser. Milch ist gefährlich, da sie Durchfall bewirkt; sie darf daher dem Igel keinesfalls gegeben werden. Wasser muß Tag und Nacht zur Verfügung stehen. Es sollte auch zwischendurch einmal nachgefüllt werden, vor allem, wenn der Durst der Tiere (an warmen, trockenen Tagen) einmal größer ist.

Abends gebe ich einen »Fleischkloß« von ca. 30 bis 35 g Gewicht mit einer Prise Heilerde (Luvos Heilerde aus dem Reformhaus), 15 Brekkies (als Kaunahrung) und 1 bis 2 Tropfen Multivitamin (beispielsweise Multibionta) je nach Größe des Igels, außerdem 6 bis 8 Mehlwürmer. Wer schon einmal Mehlwürmer verfüttert hat, weiß, daß sie nur aus hoch- und glattwandigen Gefäßen nicht entweichen können. Sehr junge oder stark geschwächte Igel nehmen ihr Futter aber am ehesten aus ganz flachen Schälchen. Sie sind ungeschickt und langsam und lassen die Futtertiere oft unter die Zeitungslagen entkommen. Deshalb überwinden Sie sich ihrem Pflegling zuliebe und töten sie die Mehlwürmer, bevor Sie sie ins Schälchen legen. Sie werden auch so (frisch) von allen Igeln gern genommen. Sie können die »Würmer« schließlich von Hand füttern, oder versuchen Sie es mit einem 3 bis 4 cm hohen Schälchen aus Glas, Porzellan oder Steingut, und beobachten Sie, ob die Igel damit zurechtkommen.

Rezept für das Fleischfutter (abgewandelt nach W. Poduschka): 500 g mageres Hackfleisch, 1 gehäufter Eßlöffel vitaminisierter Futterkalk (Verfalldatum beachten), 1 knapper Eßlöffel Leinöl oder gutes Speiseöl, 1 Handvoll Hundeflocken, 1 Handvoll Futterhaferflokken (von Kölln) grob, mit Spelzen (Ballaststoffe!). Dies alles wird mit einer Gabel gut gemischt, kleine Fleischklößchen von ca. 35 g Gewicht geformt und – auf Folie nebeneinander gelegt – eingefroren. Wenn die Klößchen hartgefroren sind, werden sie in Gefrierbeutel gepackt und im Tiefkühlfach aufbewahrt.

Die richtige Ernährung

Morgens gibt es Brekkies; je nach Größe des Igels 10 bis 12 Stück, außerdem wieder 6 bis 8 Mehlwürmer. Tiere, die dick und schwerfällig werden, bekommen morgens nur Wasser. Ausschließliches Füttern von Mehlwürmern, das manchmal propagiert wird, ist zu einseitig. Es schädigt den Igel und kann sogar zum Tode führen. Hunde- und Katzenfertigfutter eignet sich gut als Igelnahrung. Zusätzlich muß aber immer Kaunahrung gegeben werden: Brekkies; Hühnerherz, Hühnerköpfe oder Hühnerhals (roh). Auch Ballaststoffe wie Futterhaferflocken (mit Spelzen), Garnelen, Mehlwürmer (mit ihrem Chitinpanzer) dürfen nicht fehlen. Bananenstückchen (B-Vitamin) sind eine gute Ergänzung, aber geben Sie nur wenig, sonst wird der Igel zu fett.

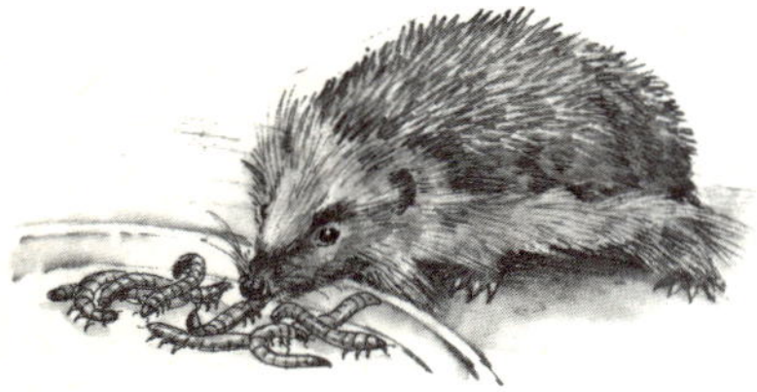

Mehlwürmer als Zusatzkost sind bei Igeln sehr beliebt.

Ernährung von Igelsäuglingen mit Mutter

Wenn zu spät geborene Igelsäuglinge von ihrer Mutter im Haus weiterbetreut werden, ist das die beste Lösung für ihre Weiterentwicklung. Igelmilch ist die natürliche und darum gesündeste Nahrung. Auch von der Pflege der Winzlinge »versteht« die Igelmutter natürlich am meisten.
Die Igelin säugt ihre Jungen nur weiter, wenn sie viel Ruhe hat (→Seite 25); wählen Sie den Raum für die Unterbringung danach aus! Anfassen der Kleinen, häufiges Anschauen, Besuch, Fotografieren und sogar Säubern des Auslaufs wird in den ersten Tagen mit großer Wahrscheinlichkeit böse Folgen haben. Im schlimmsten Fall tötet die verstörte Igelin ihre Jungen, aber auch wenn sie sich »nur« nicht mehr um sie kümmert, sind die guten Voraussetzungen für die Entwicklung der Igeljungen zerstört. Stellen Sie in den ersten Tagen täglich einmal Futter und Wasser in den Käfig – so ruhig und leise wie möglich – (Rezepte →Seite 33; Menge mindestens verdoppeln und mit dem Wachstum der Kleinen weiter erhöhen). Lassen Sie der Igelin Zeit, sich an Sie und die neue Umgebung zu gewöhnen. Wenn die Igelmutter bei Ihrem Kommen nicht mehr erschrickt, dürfen Sie mit aller Vorsicht wenigstens den Auslauf säubern. Sammeln Sie dabei auch gleich Kot für die notwendige Untersuchung.

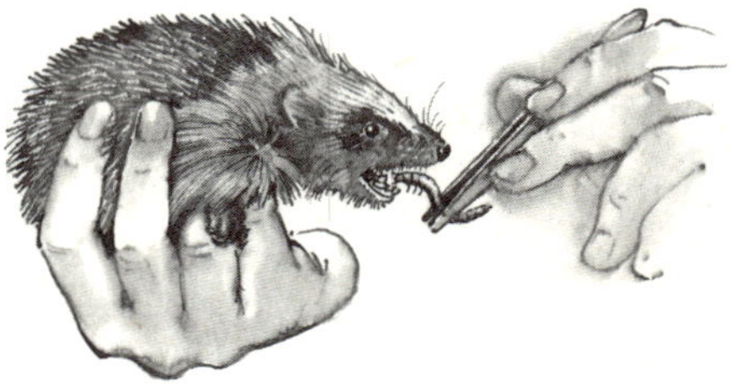

Noch sehr kleinen Igeln gibt man in der ersten Zeit die Mehlwürmer mit der Pinzette.

Manchmal gibt es in einem Igelwurf Kümmerlinge, die von den Geschwistern beim Trinken an die Seite gedrückt werden. Sorgen Sie durch Zufüttern dafür, daß auch diese Igelchen so kräftig werden wie die anderen. Beginnen Sie mit dem Zufüttern aber erst, wenn die Igelmutter sich an Sie gewöhnt hat und die Kleinen »aus dem Gröbsten heraus« sind. Sie könnten sonst den ganzen Wurf gefährden.

Ernährung von Igelsäuglingen ohne Mutter

Das Aufziehen von Igelsäuglingen ohne Mutter ist schwieriger, Sie müssen viel Geduld, Ruhe und Zeit aufbringen, damit es gelingt. Über Unterbringung und Pflege lesen Sie bitte auf Seite 26 nach.
Als Nahrung für Säuglinge von 50 bis 70 g hat sich Aledin-Heilnahrung von Nestlé (in der Schweiz Al 110) besonders bewährt. Mischen Sie 1 gestrichenen Eßlöffel Aledin mit 4 Eßlöffeln Fencheltee und geben Sie ½ Eßlöffel Reisschleim dazu. Wiegt das Igelchen 70 g, müssen Sie auf Esbilac oder Welpilac umstellen, weil Aledin dann nicht mehr gehaltvoll genug ist. Die Präparate sind nach Vorschrift anzurühren, und zwar mit Fencheltee (notfalls Kamillentee).
Eine andere gute Nahrung für Igelbabys, die Sie allerdings jedesmal selbst frisch zubereiten müssen, besteht aus einer Mischung von frischer süßer Sahne und Fencheltee im Verhältnis 1 zu 1, der eine Prise Schlemmkreide zur Deckung des Kalkbedarfs zugesetzt wird. Den Fencheltee können Sie natürlich für einen ganzen Tag zubereiten. Er wird zu jeder Fütterung gewärmt, die abgemessene Sahne beigefügt.
Um Verdauungsstörungen vorzubeugen, geben Sie – zumindest in den ersten Tagen der Umstellung – Lacto-Ferment (Apotheke) in die Nahrung: 4 Tabletten auf ein Zehntel Liter Flüssigkeit.
Gefüttert wird mit einer Puppenmilchflasche oder einer dickwandigen Pipette. Beides bitte nach jeder Benutzung in heißem Wasser gründlich auswaschen.
Während der Fütterung liegt der Igelsäugling auf dem Rücken in der linken Hand des Pflegers oder der Pflegerin. Bei den ersten Fütterungsversuchen müssen Sie den Sauger oder die Spitze der Pipette geduldig und vorsichtig in das winzige Mäulchen praktizieren. Später packt das Kleine von selber zu. Das Loch im Puppensauger darf nicht zu groß, der Druck auf das Gummiende der Pipette nicht zu stark sein. Das Igelchen soll genug Futter bekommen, sich aber nicht verschlucken. Wenn es einzuschlafen beginnt, ist es satt. Danach müssen Sie mit einem weichen Pinsel zart Bäuchlein und After massieren, damit die

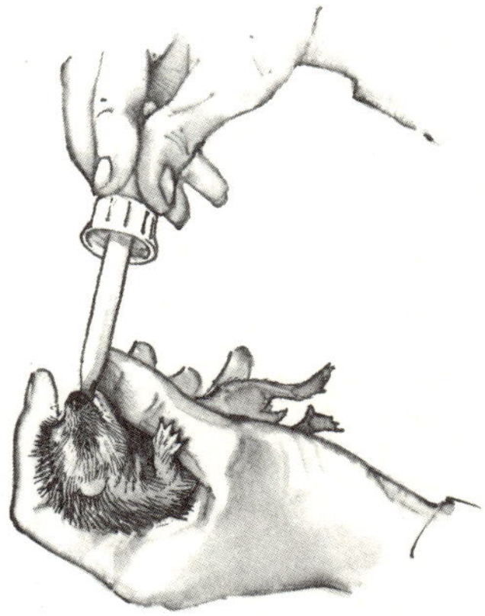

So wird der Igelsäugling gehalten, dem man mit der Pipette Flüssignahrung einflößt.

Feinde des Igels: gegen Hunde und Schlangen kann er sich erfolgreich verteidigen. Bei schnellen Autos hilft weder fliehen noch zusammenrollen. ▷
In Jahren mit lang anhaltendem feuchtem und kühlem Herbstwetter gibt es mehr kranke Igel.

Verdauung in Gang kommt – etwas, was sonst die Mutter mit der Zunge macht. Igelsäuglinge brauchen am Tag alle zwei Stunden Nahrung, nachts müssen Sie ihnen mindestens alle vier Stunden etwas geben. Urin und Kot mit Watte oder weichem Zellstoff abnehmen, um Wundwerden zu verhüten.
Haben die jungen Igel ein Gewicht von 80 bis 90 g, geben Sie zur »Ersatzmilch« dünnflüssigen Kindernährbrei.
Andere Igelpfleger machten gute Erfahrungen mit Aurora-Kindergrießbrei mit Bienenhonig und Vitaminen ohne Milchzusatz. Dazu sollten Sie bald winzige magere, ungewürzte Fleischbröckchen anbieten, damit das Kauen geübt wird.
Meist beginnt die selbständige Nahrungsaufnahme mit dem Erscheinen der ersten Zähnchen, manchmal offensichtlich schon etwas vorher. Drei meiner im Lauf der Jahre gepflegten Igelkinder nahmen Tatar, Hundeflockenbrei, Mehlwürmer, die sich gerade gehäutet hatten, also noch weich waren, und tranken bereits Wasser aus dem Schüsselchen, als sie noch keine Zähne hatten. Zwei davon, es waren Schwestern von 70 und 85 g Gewicht, machten sich über dies Futter her, gleich nachdem ich sie gefunden hatte. Zuerst aßen sie aus meiner Hand, in der Nacht leerten sie bereits ihre Schüsselchen. Bekannte zogen sieben verwaiste Igelchen groß, deren mitaufgenommene Mutter schon nach zwei Tagen an Lungenwurmbefall gestorben war. Auch diese kleinen Igel nahmen Tatar schon, als sie zwischen 70 und 80 g wogen, zusätzlich zur »Kindernahrung« mit Vitaminen.
Nicht immer scheint die Umstellung der Fütterung so gut abzulaufen, und wenn Ihre Igel länger Säuglingsnahrung verlangen, sollten Sie zuerst nachgeben. Allerdings muß ein Tier mit 100 bis 120 g Gewicht unbedingt auch *feste* Nahrung bekommen, um beißen zu lernen. Winzige Fleischbröckchen, Tatar, Mehlwürmer, die noch weich sind, und bald können Sie dann auch Katzenfutter anbieten.

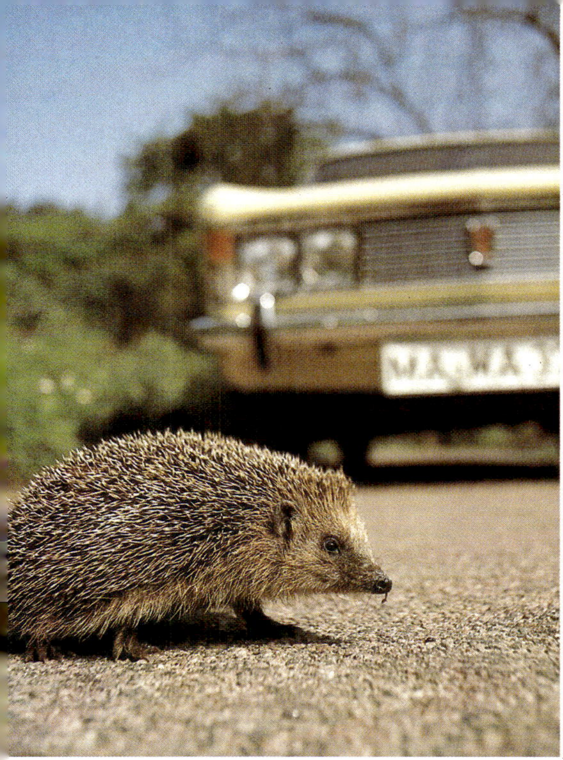

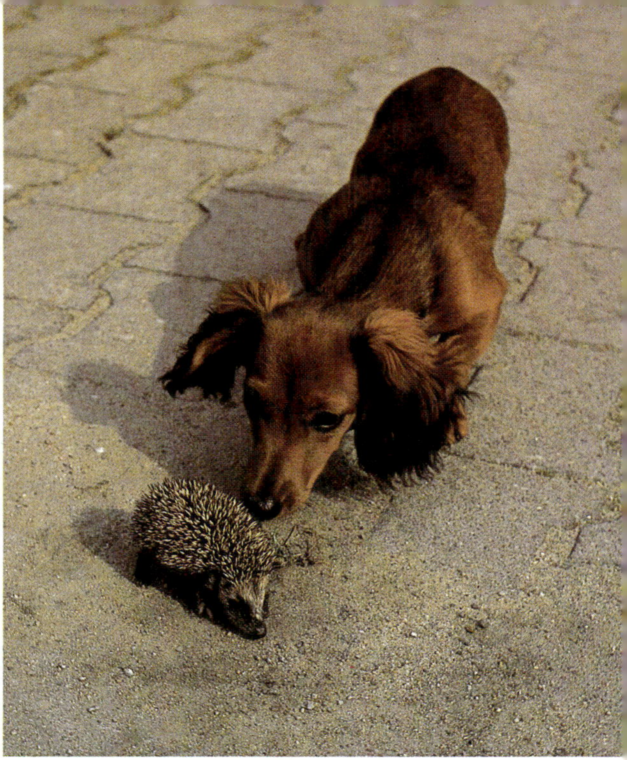

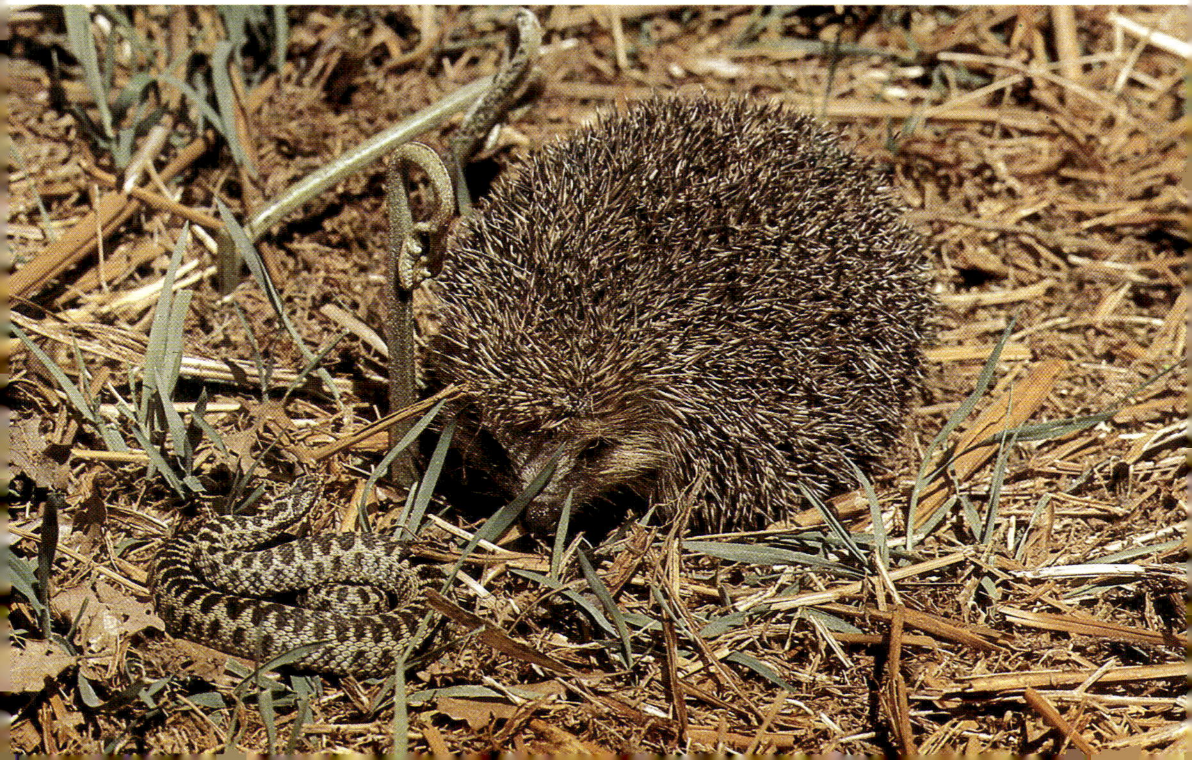

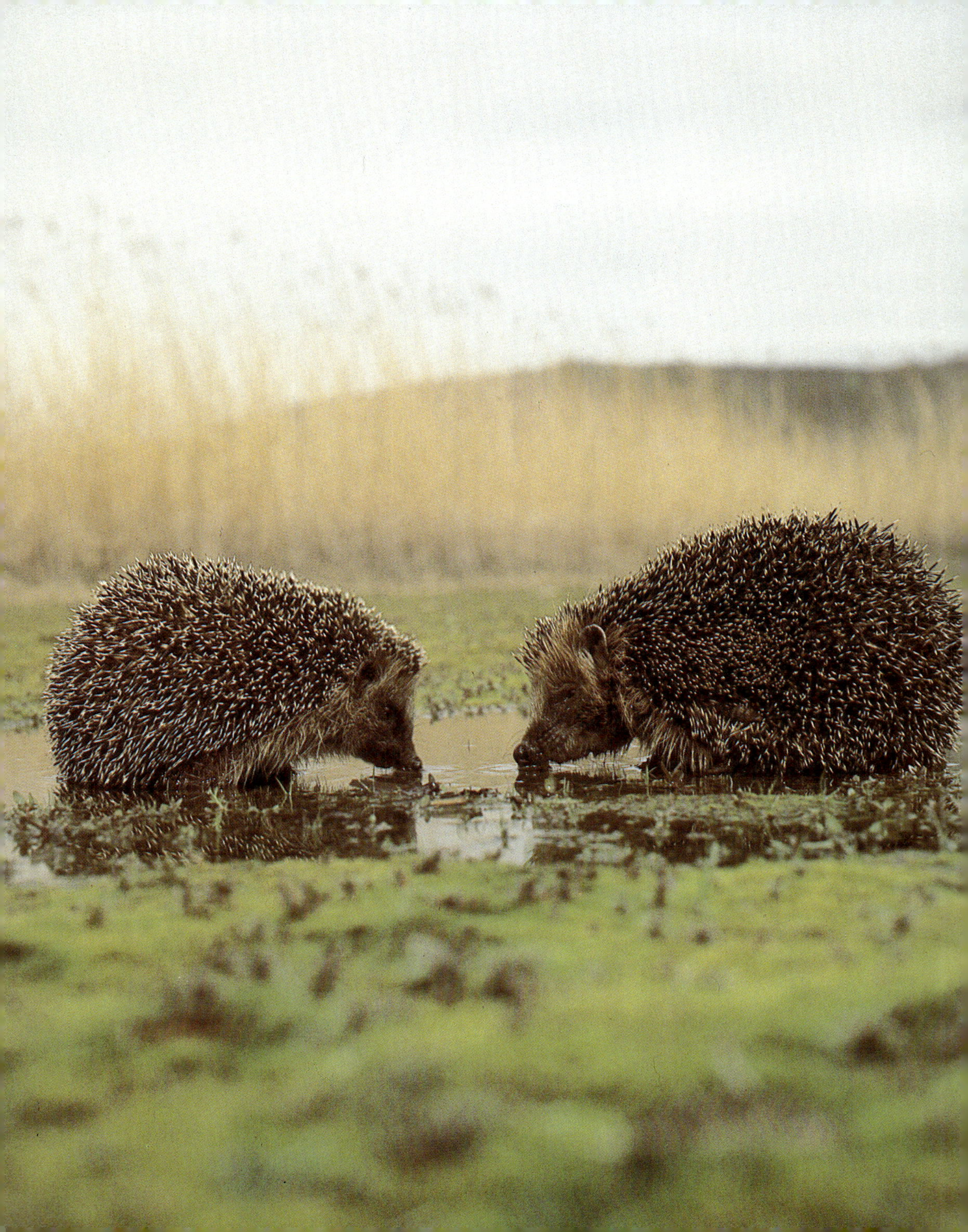

Igelkrankheiten verhüten und bekämpfen

Igel sind Wildtiere. Sie haben unter vielen Außenschmarotzern und Innenparasiten zu leiden, die auf sie spezialisiert, aber – zu Ihrer Beruhigung sei es gesagt – für Menschen und Haustiere ungefährlich sind. Im Herbst oder Winter ins Haus genommene, bereits durch Futtermangel, Kälte und Nässe geschwächte Tiere sind meist besonders stark befallen und ohne sachgemäße Behandlung zum Sterben verurteilt. Das ist auch dann so, wenn Sie den Eindruck haben, das Tier sei frisch und munter. Deshalb muß so bald wie möglich geholfen werden.
Außenparasiten sind auch für Laien leicht als solche zu erkennen und zu bekämpfen (→Seite 11 ff.). Feststellung und genaue Bestimmung der Innenparasiten aber ist nur dem Fachmann möglich, und zwar mit Hilfe verschiedener Kotuntersuchungsmethoden (→Seite 14 f.). Erst danach kann gezielt behandelt werden. Gesunde Igel haben nicht nur guten Appetit, sie sind auch lebhaft und neugierig, laufen viel und reagieren rasch auf Menschen, andere Tiere, Geräusche und Gerüche – je nach Temperament freundlich, verspielt oder abwehrend. Sie husten nicht und haben relativ fest geformten Kot.

Außenschmarotzer

Außenschmarotzer fühlen sich offenbar besonders wohl bei bereits geschwächten Tieren. Außerdem vermute ich, daß die Unterkunft, der Ort an dem der Igel schläft, auch eine Rolle spielt. Eine meiner ersten Igelinnen – Stasi – hatte zu Anfang außerordentlich viel Ungeziefer, während verschiedene andere Jungtiere kaum befallen waren. Zwei von den vielen Igeln, die im Laufe von zehn Jahren durch meine Hand gingen, fand ich zu meinem Erstaunen sogar völlig frei von Ungeziefer; sie waren auch sonst sehr sauber.

Flöhe: Die meisten Igel haben Flöhe. Sie springen wie all ihre Artgenossen, sind aber natürlich bestrebt, den Kontakt zu ihrem »Ernährer« nicht zu verlieren. Am häufigsten ist eine ganz auf Igel spezialisierte Art, seltener eine andere, die auch das Blut von anderen Säugern nicht verschmäht.

Milben: Igel können auch von Milben befallen werden. Sie sind relativ groß, springen nicht wie Flöhe, sondern krabbeln sehr schnell. In schweren Fällen können sie Ohrenentzündung oder Stachelausfall verursachen, aber auch »nur« durch Blutsaugen schwächen wie Flöhe.

Bekämpfung: Flöhe und Milben sind gut durch das in jedem Fall erforderliche Reinigungsbad nach der Aufnahme (→Seite 12) und durch Sprühen mit Alugan-Spray (→Seite 12) zu bekämpfen. Verwenden Sie keinesfalls ein anderes Insektenspray als Alugan, Sie könnten sonst dem Igel ernstlich schaden.

Zecken: Allem Anschein nach haben Zecken für Igel eine große Vorliebe. Sie saugen sich am Kopf, am Bauch oder zwischen den Stacheln fest. Über die Entfernung lesen Sie auf Seite 13.

Fliegenmaden: Nur besonders geschwächte oder verletzte Tiere werden von Fliegenmaden befallen. Sitzen sie an oder in den Ohren, können sie durch wenige Tropfen 30%igen Alkohol oder 3%iges Wasserstoffsuperoxyd zum Herauskriechen veranlaßt und mit einer Pinzette abgelesen werden. Maden in Wunden müssen vorsichtig mit der Pinzette entfernt werden – *ohne* vorherige Alkohol- oder Wasserstoffsuperoxydbehandlung! Gute Heilsalben für kleinere Verletzungen sind Bepanthen (Hoffmann-LaRoche) und Linola-Fett (August Wolff, Bielefeld). Zur weiteren Behandlung größerer entzündeter oder vereiterter Wunden ziehen Sie am besten einen erfahrenen Kleintierarzt zu Rate. Er wird Injektionen geben oder Mittel zur äußeren Anwendung wie Furacin-Streusol oder Furacin-Sol und Lotagen Konzentrat verordnen.

Innenschmarotzer und innere Krankheiten

Lungenwürmer *(Crenosoma striatum):* Sie schmarotzen ausschließlich in Igeln; das konnte durch entsprechende Versuche nachgewiesen werden (→Literaturverzeichnis Seite 68). Sie gehören zu den gefährlichsten Igelparasiten und sind leider sehr verbreitet. Igelkot, der daraufhin untersucht wurde, enthielt in den letzten Jahren so gut wie immer Lungenwurmlarven.
Lungenwürmer können sich nur mit Hilfe von »Zwischenwirten« entwickeln – das sind in diesem Fall verschiedene Gehäuse- und Nacktschnecken, vorwiegend die Hainschnekke (*Cepea nemoralis*), die Gartenschnecke (*Cepea hortensis*) und die Baumschnecke (*Arianta arbustorum*). Einmal befallene Igel können den Parasiten nur dann durch eigene Abwehrkräfte widerstehen, wenn sie gut bei Kräften sind. So wurde schon das Einkapseln in der Lunge beobachtet. Untergewichtige kranke Tiere und Igel aus Spätwürfen brauchen Hilfe.
Beim Befall, der »Infektion«, dringen Lungenwurmlarven in einem bestimmten Entwicklungsstadium aus Igelkot in den Kriechfuß der Schnecken ein und machen in den Schnecken zwei Häutungen durch. Sie siedeln sich, nachdem der Igel eine befallene Schnecke verspeist hat, in seinem Körper an, werden nach weiterer zweimaliger Häutung geschlechtsreif und vermehren sich. (Nach Forschungsergebnissen von Saupe.)
Deshalb bitte Igel während der Pflege im Haus *niemals mit Schnecken füttern!* Igel mit herabgesetzter Widerstandskraft wie zu spät geborene, mangelhaft ernährte Jungtiere sterben fast immer an dieser Infektion, wenn nicht behandelt wird; selbst dann, wenn sie im Haus vorbildlich betreut werden. Aber auch Muttertiere mit spätgeborenen Jungen sind wohl besonders gefährdet. Bei Bekannten starben zwei Muttertiere, nachdem sie Blut gespuckt hatten; die schon Blut schnaubenden Jungen wurden durch Spritzen mit Citarin L gerettet.
Krankheitsbild: Leider sind die Anzeichen zuerst oft sehr undeutlich: Der Igel hustet öfter oder atmet rasselnd – und nicht einmal das muß sein. Ist die Krankheit fortgeschritten, so läßt die Freßlust nach, oder die Tiere magern trotz normalen Appetits ab, außerdem fällt dem aufmerksamen Beobachter eine gewisse Kurzatmigkeit auf.
Mein erster Pflegling hustete ab und zu, war aber sonst munter und bei gutem Appetit. Ich vermutete eine Erkältung durch das rauhe Wetter, verlängert vielleicht durch trockene Zimmerluft, und war völlig unvorbereitet, als das Tier nach acht Wochen plötzlich verfiel und starb. Gewißheit gibt hier eben nur eine Kotuntersuchung, von der ich damals nichts wußte! Um ganz sicher zu gehen, sammeln Sie dafür Kot von zwei bis drei Tagen (in Metallfolie).
Behandlung: Wirksam ist zweimalige Injek-

tion einer 1%igen Lösung von Citarin L (Bayer, Leverkusen) im Abstand von zwei Tagen. Sie wird unter die Rückenhaut zwischen den Stacheln gegeben. Die Normaldosis beträgt 0,2 ml je 100 g Igelgewicht. Bitten Sie Ihren Tierarzt, die Behandlung nach Vorschrift durchzuführen. Igel mit weniger als 300 g Gewicht behandeln Sie bei Befall mit Lungenwürmern zuerst mit einer halben Citarin-Dosis und füttern sie auf über 300 g, dann erst kann die volle Dosis injiziert werden. Sie können aber auch 300 g schweren Tieren ¼ Tablette Telmin KH (Janssen, Düsseldorf), Tieren mit 300 bis 500 g Gewicht ½ Tablette und Tieren ab 500 g 1 Tablette einmal täglich fünf Tage hintereinander ins Fleischfutter gemischt geben. Dosierung bitte nie überschreiten!
Zwei Wochen nach der Behandlung muß der Kot noch einmal untersucht werden, um festzustellen, ob eine zweite Kur notwendig ist. Igel, die (Untersuchungsbefund!) stark mit Lungenwürmern befallen waren, können Sie nach vierzehn Tagen auch ohne Untersuchung noch einmal spritzen lassen, erst nach weiteren zwei Wochen müssen Sie dann eine Kotprobe einschicken.

Lungenhaarwürmer *(Capillaria aerophila):* Diese Parasiten kommen häufig zusammen mit Lungenwürmern in Igeln vor. Sie entwikkeln sich ohne Zwischenwirt, es besteht aber die Vermutung, daß ihre Eier von Regenwürmern »transportiert« werden. Auch Lungenhaarwürmer sind gefährlich. Deshalb bitte während der Pflege im Haus auch *keine Regenwürmer verfüttern*!
Krankheitsbild: Lungenhaarwurmbefall ist fast immer durch Husten und röchelndes Atemgeräusch gekennzeichnet.
Behandlung: Lungenhaarwürmer sind gut mit Telmin KH (Janssen, Düsseldorf) zu bekämpfen. Geben Sie fünf Tage hintereinander je ¼ Tablette pulverisiert ins Futter. Bei 300 bis 500 g Gewicht geben Sie ½ Tablette täglich, bei einem Gewicht von über 500 g 1 Tablette jeweils fünf Tage lang. Halten Sie die Dosierung bitte genau ein.
Drei Wochen nach der Kur bitte unbedingt durch eine weitere Kotprobe feststellen lassen, ob eine erneute Behandlung nötig ist.

Lungenentzündung: Bei starkem Lungenwurm- und Lungenhaarwurmbefall kommt es manchmal durch Eindringen von Bakterien in die schon geschädigten Lungen und Bronchien zur Lungenentzündung. Bei Verdacht darauf ziehen Sie unbedingt einen Tierarzt zu Rate.

Darmhaarwürmer (*Capillaria spec.):* Hier handelt es sich um verschiedene Capillarien-Arten, die ebenfalls keine Zwischenwirte brauchen, aber durch Regenwürmer transportiert werden. Durch den eigenen Kot können Igel sich immer neu selbst anstecken – auch deshalb ist das Sauberhalten so wichtig. Darmhaarwürmer sind besonders hartnäckig, ihre Eier sehr widerstandsfähig.
Krankheitsbild: Darmhaarwürmer bewirken chronischen Durchfall, wodurch die Tiere geschwächt werden.
Behandlung: Als Medikament kommt auch hier Telmin KH in Frage, aber auch Citarin-L-Spritzen, in der bei der Lungenwurm- und Lungenhaarwurmbehandlung angegebenen Dosierung. Oft wird zwei bis drei Wochen später eine weitere Behandlung nötig. Auf alle Fälle muß drei Wochen nach der ersten Behandlung nochmals eine Kotprobe untersucht werden.

Darmsaugwürmer *(Brachylaemus erinacei):* Diese kleinen Würmer werden nur gelegentlich festgestellt. Bei Massenbefall stirbt der Igel, wenn nicht rasch behandelt wird.
Krankheitsbild: Befallene Igel sind sehr unruhig, haben keinen Appetit, magern rasch ab und werden anämisch (blutarm).
Behandlung: Auch hier hat sich eine Telmin KH-Behandlung in der vorher angegebenen Dosierung bewährt.

Coccidien (beispielsweise *Isospora erinacei):* Coccidienbefall kommt in der letzten Zeit recht häufig vor. Die sehr kleinen, meist rundlichen Lebewesen sind feuchtem und kaltem Wetter, sogar Frost gegenüber sehr widerstandsfähig. In trockenen, heißen Sommern dezimieren sie sich durch Austrocknung. Gefahr der Selbstansteckung.
Krankheitsbild: Bei starkem Befall kommt es zu zum Teil blutigen Durchfällen.
Behandlung: Auch hier ist Sauberkeit oberstes Gebot. Wohnkiste und Schlafhaus müssen, wenn sie beschmutzt sind, zweimal täglich gereinigt werden. Das gleiche gilt für den Auslauf im Gatter oder im Zimmer, wo jede Verschmutzung möglichst bald zu entfernen ist. Als Mittel zum Eingeben hat sich bei meinen Igeln Entero-Sediv Granulat bewährt: Geben Sie aus einem 4 g-Beutel des Medikaments fünf Tage lang täglich eine kleine Messerspitze voll; am besten unter die erste (kleinere) Futterportion gemischt, damit das stark schmeckende Mittel auch sicher mit aufgenommen wird. Nach zehn Tagen muß der Beutel leer sein. Am besten probieren Sie die Einteilung der Portionen vorher einmal aus. Auch Paraxin-Trockensaft oder nach Vorschrift aufgelöstes Granulat (Boehringer, Mannheim) ist wirksam. Man gibt 1 ml pro Tag fünf Tage hintereinander ins Futter.

Durchfall: Wenn Durchfall ohne besondere Ursache auftritt, läßt er sich meist durch Gaben von pulverisierter Tierkohle und eine Steigerung der Futterkalkgabe in den täglichen Mahlzeiten wirkungsvoll bekämpfen. Außerdem hat sich Luvos-Heilerde zum Einnehmen bewährt, die Sie auch nach Behandlung mit Sulfonamiden und Antibiotika geben sollten. Dadurch wird die Darmfunktion wieder normalisiert. (Täglich eine reichliche Prise ins Futter.) Ich gebe Luvos-Heilerde täglich als Vorbeugung.

Andere Gesundheitsschäden und -beeinträchtigungen

Zahnsteinbefall und Zahnfleischerkrankungen: Beides läßt sich – vor allem bei jungen Igeln – durch viel Kaunahrung (→Seite 32) vorbeugend bekämpfen. Kalk- und Vitamingaben nach Vorschrift sind ebenfalls wichtig (→Seite 33). Geben Sie möglichst wenig breiige Nahrung und keine Süßigkeiten. Ältere Tiere, die vielleicht schon bei der Aufnahme Zahnstein, lockere Zähne und Zahnfleischentzündungen haben, müssen behandelt werden.
Krankheitsbild (bei erwachsenen Tieren): Der Speichel ist schaumig und übelriechend, die Lefzen sind gerötet und geschwollen, die Zähne, vor allem Backenzähne, mit gelblichem Zahnstein belegt. Wildtiere, also auch Igel, leben so lange, wie Zähne und Zahnfleisch intakt sind!
Behandlung: Der Tierarzt kann den Zahnstein vorsichtig mit einer Pinzette zerquetschen, er muß auch eine Nachbehandlung anordnen. Vitamin-C-Forte in einer Dosierung, die dem Körpergewicht entspricht, ist auf alle Fälle hilfreich.

Igelkrankheiten verhüten und bekämpfen

Stachelausfall: In geringem Maße ist Stachelausfall normal, vor allem bei Jungtieren, die alle einen völligen *Stachelwechsel* durchmachen. Starker Stachelausfall, bei dem kahle Stellen entstehen und der nicht durch Milben verursacht ist, sollte mit Multivitaminpräparaten wie Multibionta-Tropfen (1 bis 2 Tropfen täglich) und Spurenelement-Präparaten wie Totalin (Werner Stricker AG, Zollikofen/ Schweiz) behandelt werden. Ziehen Sie zuvor Ihren Tierarzt zu Rate.

Lähmungen: Im Haus aufgezogene oder auch nur überwinterte Tiere leiden verhältnismäßig oft an Lähmungen. Grund hierfür ist vor allem zu rasche Gewichtszunahme, falsche Ernährung (zu wenig Mineralstoffe und Vitamine) sowie mangelnde Bewegungsmöglichkeit (→Seite 18). Als Folge kann der Igel kaum oder gar nicht mehr laufen. Der Tierarzt wird meist Dianabol (Ciba Pharmazeutica) verordnen oder Primobolan-Spritzen geben; zusätzlich stärkere Vitamingaben. Bei fetten Tieren sollte die Futtermenge unbedingt etwas reduziert werden!
Lähmungen bei Freilandigeln, in letzter Zeit

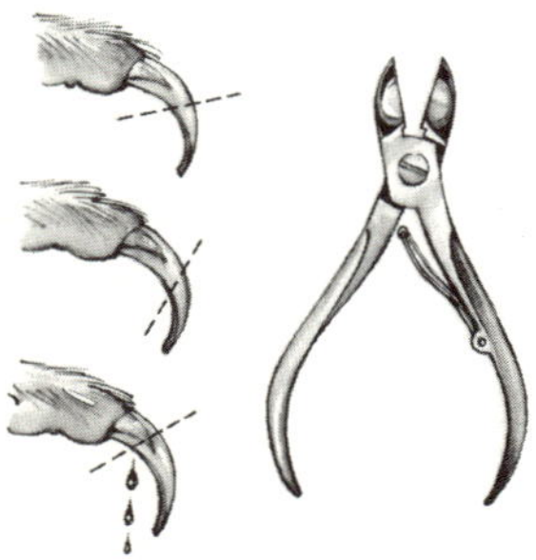

Igeln, die wenig Auslauf haben, müssen ab und zu die Krallen geschnitten werden. Richtig: Zeichnung Mitte. Falsch: Oben (Horn könnte splittern) und unten (Blutgefäße werden verletzt).

vermehrt beobachtet, sprechen auf Behandlung schwerer an. Die Ursachen sind noch nicht genau bekannt; vielleicht handelt es sich um Vergiftungen.
Als Lähmung wird häufig fälschlicherweise die Laufbehinderung eines Igels durch zu lang gewachsene Krallen angesehen.

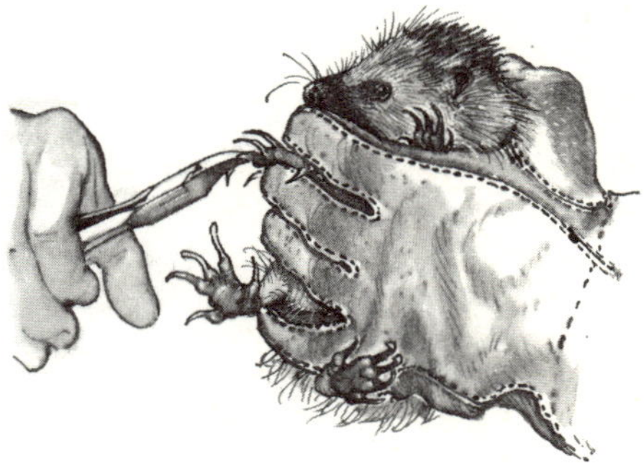

Und so hält man den jungen Igel beim Krallenschneiden.

Zu lange Krallen: Bei Igeln, die zu wenig Platz und Gelegenheit zum Herumlaufen (möglichst auf rauher Fläche) haben, nutzen sich die ständig nachwachsenden Krallen zu wenig ab. Im schlimmsten Fall biegen sich die äußeren Krallen einwärts und wachsen in die Zehenballen. Das verursacht den Tieren qualvolle Schmerzen.
Soweit darf es nicht kommen. Beschneiden Sie die Spitzen der Krallen von Zeit zu Zeit (siehe Zeichnung). Allerdings dürfen sie nicht zu kurz geschnitten werden, da sonst die Krallennerven verletzt werden könnten. Auf Wunsch übernimmt der Tierarzt das Kürzen der Krallen.
Die zweite Hinterfußkralle (von innen gezählt) ist von Natur aus länger als die anderen (ca. 15 mm). Das müssen Sie beim Beschneiden berücksichtigen.

Vorbereitung auf die Freiheit

Zum Glück haben Igel als Tiere, die niemals domestiziert wurden, intakte Instinkte. Sie helfen ihnen, sich draußen in der Natur rasch zurechtzufinden, auch wenn sie den vertrauten Menschen gegenüber zahm und völlig angstfrei sind. Auf fremde Menschen oder ungewohnte Geräusche reagieren sie naturgemäß mit gesträubten Stacheln, durch Zusammenrollen, oder sie flüchten so rasch wie möglich. Schwieriger ist wahrscheinlich die Umstellung von den regelmäßig gefüllten Futter- und Wasserschüsseln auf das mühsame Suchen lebender Nahrung. Um die Umstellung zu erleichtern, geben Sie in den letzten zwei bis drei Wochen vor dem Aussetzen möglichst Lebendfutter; und zwar Futtertiere, die sich kräftig bewegen: ein paar Mehlwürmer, aber auch Kellerasseln, Tausendfüßler und Käfer, die vielleicht im Keller oder im Komposthaufen zu finden sind. Lassen Sie sie am Abend im Auslauf auf der »Igelrennstrecke« krabbeln, wenn das Tier richtig munter ist. Es wird sich rasch an das Herumsuchen und schnelles Zupacken gewöhnen. Zuviel Speck ist jetzt besonders hinderlich für rasches Zusammenrollen, ausdauernde Futtersuche und Flüchten. Außerdem ist Übergewicht auch bei Igeln eine große Belastung für Herz und Kreislauf und kann zu verfrühtem Tod durch Herzschlag führen.

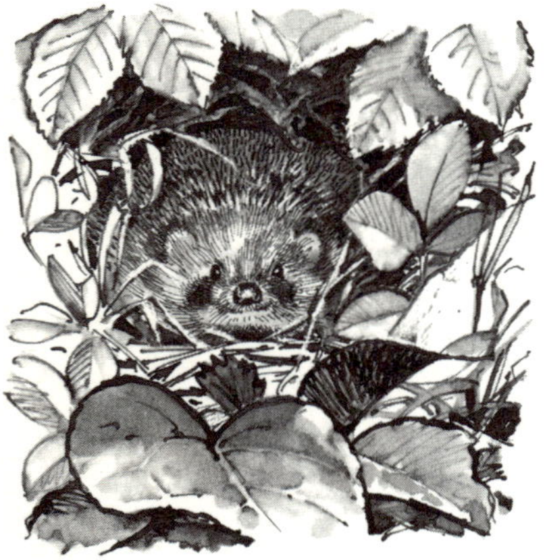

Wenn Sie den Igel im eigenen Garten aussetzen wollen, muß genügend Gestrüpp und Unterholz vorhanden sein.

Sehr wichtig ist außerdem eine abschließende Kotuntersuchung – ungefähr vier Wochen, bevor der Igel freigelassen wird. Ist das Tier noch nicht ganz parasitenfrei, können Sie es dann noch behandeln lassen. Daß ein gesundes Tier in der Natur viel bessere Chancen hat als ein kränkliches, ist selbstverständlich.

Der richtige Zeitpunkt zum Aussetzen

In unseren Breiten ist es selbst im April oft noch kalt, naß und unfreundlich, Nachtfrost und Schnee sind nichts Ungewöhnliches, auch wenn dazwischen tagelang die Sonne scheint. Für Igel geeignetes Futter ist Mangelware und auch sonst ist die Umstellung vom Haus auf die Verhältnisse im Freien besonders erschwert. Behalten Sie den Igel deshalb unbedingt bis Anfang Mai, in Jahren mit schlechter Witterung auch noch ein bißchen länger in Ihrem Schutz.
Allerdings: Letzter Termin für das Aussetzen ist um den 20. Mai herum! Die Tiere müssen noch Partner finden und sich fortpflanzen können.
Im Naturschutzgesetz, das Igelhaltung grundsätzlich verbietet, aber ausdrücklich erlaubt, den streng geschützten Tieren während der kalten Jahreszeit zu helfen, geht es uneingeschränkt um die Erhaltung des gefährdeten Igelbestandes.

Vorbereitung auf die Freiheit

Ein Sonderfall sind Igel, die erst zu Anfang des Frühjahrs im Haus mit dem Winterschlaf begonnen haben. Da bleibt nichts anderes übrig, als zu warten bis sie von allein wieder aufwachen (→Seite 27).
Die richtige Tageszeit, einen Igel in die Freiheit zu entlassen, ist die Abenddämmerung. Dann beginnt sein »Tag«, seine wachste Zeit.

Wo Sie Ihren Igel aussetzen sollten

Igel können am besten dort leben, überleben und sich fortpflanzen, wo sie nicht durch Autos gefährdet und nicht durch Umweltgifte bedroht sind. Zu diesen Giften gehören die meisten Insektenbekämpfungsmittel (Insektizide), alle Schneckenbekämpfungsmittel (Molluskizide), aber auch Unkrautbekämpfungsmittel (Herbizide); sie schädigen die Igel mittelbar, indem sie vielen Futtertieren die Nahrungsgrundlage entziehen und den Regenwurmbestand reduzieren. Schneckengifte lassen sich durch »Bierfallen«, Schneckenfallen (im Fachgeschäft), Schneckenzäune oder Einsammeln und Töten in Düngerlösung ersetzen.
Eine wichtige Voraussetzung für das Leben des Igels in der Freiheit ist außerdem dichtes Buschwerk in nicht zu feuchtem Gelände. Hier können sich die Tiere mit Hilfe von Laub trockene Schlafnester oder »Kinderstuben« bauen, aber auch besonders solide Unterkünfte für den Winterschlaf. Igel müssen sich zum Schlafen fest mit trockenem Laub und dürrem Gras einpacken, denn ihr Stachelkleid wärmt sie nicht. Sie tragen Laub und Gras in ihrem Mäulchen in die Höhle, die sie sich meist unter einem dichtgewachsenen Busch suchen (siehe Zeichnung). Bringen Sie Ihren Igel also entweder in buschbestandenes Gelände oder an einen Waldrand, wo es viel hohes Kraut und dichtes Unterholz gibt – *niemals aber in einen Hochwald.* Natürlich sollten Sie ihn weit entfernt von allen Straßen freilassen.
Liegt Ihr Garten in einem größeren Siedlungsgebiet, in dem es lediglich Zufahrten für Anwohner gibt, können Sie das Tier auch hier aussetzen. Allerdings müssen die Zäune zwischen den Gärten für Igel auch passierbar sein, damit Männchen und Weibchen sich zur Paarung zusammenfinden und danach einander aus dem Weg gehen können; ferner, damit die Tiere ihren Aufenthaltsort selbst bestimmen und genügend Futter finden können.
Gärten, in denen es kein Buschwerk gibt, in denen kein Laub zwischen Sträuchern und Stauden liegenbleiben darf, sind für Igel ungeeignet; ebenso Gärten, in denen bestimmte Insektengifte, Schneckengifte und Unkrautbekämpfungsmittel verwendet werden, und Gärten, in denen es Wasserbecken oder einen unabgedeckten Swimmingpool ohne Rettungsmöglichkeiten für hineingefallene Tiere gibt (→Seite 46).

Hilfen für freilebende Igel

Sie haben einen oder mehrere Igel so lange gepflegt, bis sie soweit waren, draußen allein bestehen zu können. Das hat Mühe gemacht, aber auch viel Freude, und Sie werden von jetzt an wahrscheinlich alle Stacheltiere mit anderen Augen sehen.
Sicher sind Sie gerne bereit, Igeln auch draußen das Leben und Überleben zu erleichtern, soweit es in Ihren Kräften steht. Das macht nicht einmal viel Mühe – Sie müssen nur wissen, worauf es ankommt.

Igel im Garten

Wenn Sie zufällig ein Igelnest entdecken, lassen Sie es bitte unberührt und ziehen sich so leise wie möglich zurück. Igelmütter mit Kleinen reagieren auf Störungen durch Verlassen oder sogar durch Anfressen der Kleinen; auch durch Fortschleppen (Vertragen) der Kinder, die dann an irgend einer Stelle abgelegt werden und meist an Unterkühlung sterben. Angst- und Schreckreaktionen sind auch von anderen Säugetiermüttern bekannt.
Stellen Sie niemals Milch an einer Stelle Ihres Gartens auf, die für Igel erreichbar ist! Igel trinken gerne Milch, sie können aber schweren und sogar zum Tode führenden Durchfall davon bekommen. Wasser ist für Igel bekömmlich und stillt den Durst besser als Milch. Wenn Ihre Katze gewöhnt ist, draußen frische Milch vorzufinden, stellen Sie das Schüsselchen am besten auf die Gartenbank oder den Terrassentisch – dort hinauf kann kein Igel gelangen.
Flache Vogeltränken (Wasserstand ca. 5 cm) sind für Igel ebenso geeignet wie für Vögel. Füllen Sie sie einmal wöchentlich, an heißen Tagen natürlich öfter. Ein leichter Algenansatz schadet nichts – verwenden Sie daher bitte keine Algenvernichtungsmittel oder Putzmittel zum Säubern. Sie sind für alle Tiere gefährlich. Es genügt, wenn Sie die Tränke mit klarem Wasser und einer groben Bürste reinigen und den grünen Belag entfernen. Wenn Sie einen Teich mit steil abfallendem Rand oder ein Schwimmbecken im Garten haben und verhüten möchten, daß Igel darin ertrinken, legen Sie stabile, 25 bis 30 cm breite Holzbretter mit aufgenagelten Querleisten so ein, daß ein ins Wasser gefallener Igel sich mit ihrer Hilfe retten kann.

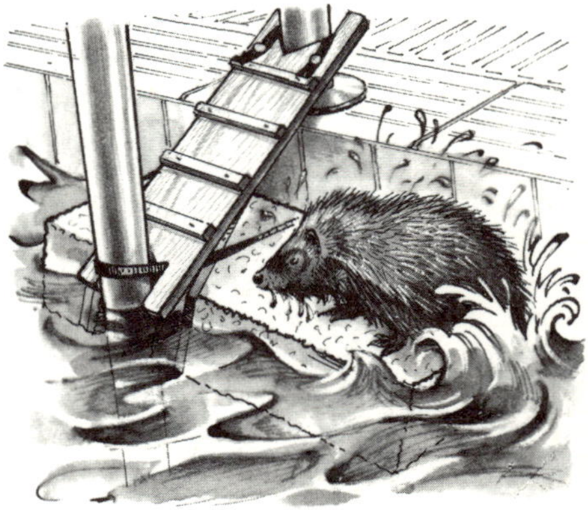

Mit diesem an Ihrem Swimmingpool angebrachten »Notausstieg« retten Sie Igel und andere Gartenbesucher vor dem Ertrinken.

Igel richten ihre Nester in möglichst trockenen Höhlen ein: unter Reisig- oder Laubhaufen, unter Gartenlauben, Bienenhäusern, Veranden, Treppenaufgängen, die nur nach einer Seite offen sind und die sie mit Laub, Stroh, manchmal auch zerrissenem Zeitungspapier, polstern – unter Holzstößen und in Strohmieten. Wer also Laub liegen läßt (wenn auch nicht gerade auf dem Rasen), Äste und Zweige vom Ausholzen und Schneiden der

Hilfen für freilebende Igel

Gartensträucher und -bäume in einer Gartenecke aufhäuft, hilft den Stacheltieren. Natürlich müssen Sie dann im Frühjahr nachsehen, ob nicht eine Igelhöhle unter dem Reisig ist, bevor es verbrannt oder zerkleinert wird. Sie könnten sonst leicht Igel verletzen, ansengen oder verbrennen. Die Tiere laufen nicht weg, wenn Sie an dem Haufen arbeiten, sondern rollen sich zusammen, warten ab und flüchten oft erst, wenn sie bereits Verbrennungen haben – oder sie werden so verletzt, daß sie nicht mehr flüchten können. Darum nehmen Sie den Haufen erst vorsichtig auseinander und schichten ihn dann um.
Auch beim Umsetzen von Komposthaufen ist Vorsicht geboten, genau wie beim Mähen unter Hecken und auf Unkrauthalden. Ich erinnere mich noch gut, daß in meiner Lehrgärtnerei ein Arbeiter beim Aufhacken des Komposthaufens zu seinem Entsetzen eine Igelin tötete, die dort mit ihren Jungen wohnte. Die sechs kleinen Igel hatten aber Glück: Der Garteninspektor zog sie in der Wohnküche groß und konnte am Ende des Sommers alle ins Freie entlassen, gesund und zu beachtlicher Größe herangewachsen.
Igel können sich leider leicht in Vogelschutznetzen auf Beeten verfangen und in leere Kompostgruben, Bau- oder Kalkgruben sowie in Regenwasser-Reservoirs fallen. Daher sollten Gruben, Fässer und Reservoirs zum Schutz der Tiere sicher abgedeckt sein. Die Vogelschutznetze in Ihrem Garten kontrollieren Sie am besten jeden Morgen, so können Sie – falls sich ein Igel darin verfangen hat – ihn schnell aus seiner unglücklichen Lage befreien.
Unter Hecken und dichtem Gebüsch finden Igel Schutz, Unterschlupfmöglichkeiten, Nistmaterial (Laub) und Futter (Insekten und Insektenlarven (→Seite 54). Es gibt für jeden Garten geeignete Laub- und Nadelgehölze, nicht nur für großflächige Anlagen. Erkundigen Sie sich einmal in der Baumschule danach, wenn Sie die Absicht haben, Igeln in Ihrem Garten Schutz und Lebensraum zu bieten. Sie tun mit solchen Anpflanzungen zugleich auch etwas für die scheuen, seltener gewordenen Vogelarten – Ihr Garten kann dadurch nur gewinnen.

Igel in der freien Landschaft

Es ist bedauerlich, daß Kanäle und viele andere Wasserläufe steile betonierte Ufer haben, denn das bringt, vom Standpunkt des Naturschutzes aus, für viele Tiere Nachteile mit sich. So gibt es hier keine natürliche, vielfältige, verschiedenartige Pflanzen- und Tierwelt. Tiere, die in einen solchen Wasserlauf fallen, sind meist verloren; sie können sich nicht ans Land retten, sondern müssen

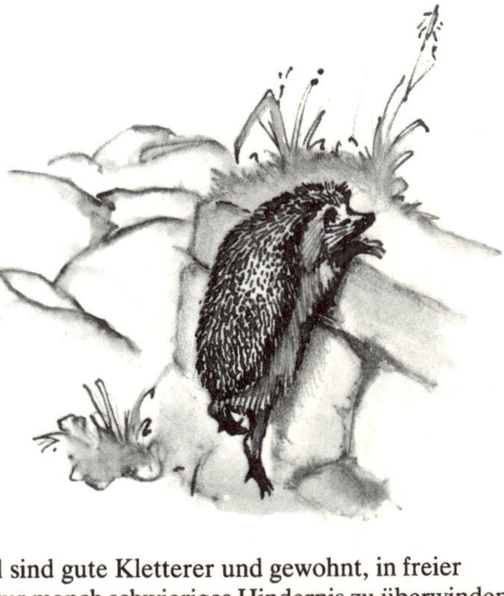

Igel sind gute Kletterer und gewohnt, in freier Natur manch schwieriges Hindernis zu überwinden.

ertrinken. Wenn Sie einen Igel sehen, der im tiefen Wasser herumpaddelt (Kanal, wassergefüllte Grube), dann helfen Sie ihm so schnell wie möglich, er kann nicht lange schwimmen! Sie können ihn mit einem Brett oder einem Stück Stoff von unten aus dem Wasser heben oder mit beiden Händen von den Seiten her greifen – nicht von vorn. Der Igel könnte sonst in seiner Panik zubeißen, so daß Sie ihn loslassen müssen. In offenem Gelände könnte durch Pflanzung von Schutzwaldstreifen und Hecken einiges für Igel (und zugleich für gefährdete Vogelarten und die auch schon in ihrem Bestand bedrohten Feldhasen) getan werden.

Wenn Igel auf die Straße geraten

Unfälle auf Straßen durch Wild nehmen immer mehr zu, weil Wildwechsel beim Straßenbau leider oft »durchschnitten« werden. Eine wirksame Maßnahme dagegen sind Wildzäune, die Autofahrern und dem Wild gleichermaßen zugute kommen. Sie könnten mit wenig Mehraufwand igelsicher gemacht werden – was sie bislang nicht sind. Auf Nebenstraßen sind Wildzäune allerdings selten. Hier ist jeder Autofahrer aufgerufen, vernünftig und rücksichtsvoll zu fahren; im eigenen Interesse und dem anderer Verkehrsteilnehmer – aber auch im Interesse der Tiere. Igel sind vor allem in der Morgen- und Abenddämmerung und um Mitternacht auf Futtersuche. Sie sind dabei besonders zahlreich auf Straßen zu finden, weil sich hier auf der wärmespeichernden Teerdecke nachts sehr viele ihrer Futtertiere aufhalten. Igel gehören zu den Tieren, die am häufigsten überfahren werden; das wissen Sie wahrscheinlich aus eigener Anschauung. Oft läßt sich durch achtsames Fahren ein Igel (oder auch andere Tiere wie Feldhasen, Amphibien, Frösche, Kröten) retten!
Wenn Sie einen Igel auf der Straße sehen und die Möglichkeit haben, rechtzeitig anzuhalten, setzen Sie ihn 20 bis 30 m seitwärts von der Straße in seiner Laufrichtung wieder ab. Mitnehmen dürfen Sie das Tier nur, wenn es verletzt ist, um es gesund zu pflegen (Naturschutzgesetz).

Quartiere für den Winterschlaf

Früher überwinterten viele Igel in hohlen Bäumen, die aber heute kaum noch jemand im Garten duldet und die es in der freien Landschaft kaum noch gibt. Fest aufgesetzte Holzstöße, Gartenlauben und offene Schuppen, oft als Winterquartier benutzt, sind selten geworden.
Aber auch dichtes Gebüsch bietet Schutz (→Seite 45). Im vorigen Jahr überwinterte bei uns ein Igel unter einem Laubhaufen, den er kunstvoll zwischen Zweigen des niedrigen großblütigen Johanniskrauts (Hypericum calycinum) aufgeschichtet hatte. Nach Norden, Osten und Westen hin war die Behausung durch Strauchwerk ein wenig gegen Wind, Schnee und Regen geschützt, nach Süden jedoch frei. Sehr vorsichtig und leise, um ihn nicht zu vertreiben, breitete ich als Schutz gegen Nässe ein Stück feste Gartenfolie über die Igelbehausung und beschwerte die Folie an den Seiten mit stabilen Holzlatten. Vorn und hinten lag sie nicht fest auf, damit der Igel genug Luft bekommen und kein Schwitzwasser entstehen konnte.
Außerdem steht in unserem Garten ein stabiles Igelhaus unter der Fichtengruppe auf einer Steinplatte. Hier ist es auch bei großer Nässe immer recht trocken – Niederschläge werden

durch die ausladenden Äste, die zugleich Sichtschutz bieten, nach den Seiten abgelenkt. In diesem Häuschen, dessen Schlafraum mit geknüllten Zeitungen dicht gefüllt ist, haben bereits einige Igel überwintert; es genügte ihren Ansprüchen. Im Frühjahr oder Sommer irgendwann, wenn ich weiß, daß es gerade unbewohnt ist (daran erkennbar, daß kein frischer Igelkot in der Nähe liegt), nehme ich das Dach ab, entferne die alten Zeitungen und allen Schmutz und fülle frische Zeitungsknäuel ein.

Das Igelhaus – ich bekam es vor Jahren auf Wunsch von meinem Mann zum Geburtstag – kann jeder geschickte Bastler nach der Zeichnung selbst anfertigen. Im Herbst kriechen Igel auf der Suche nach geeigneten Winterquartieren »probeweise« in jede Höhlung, auch in Kellerfenster und Lüftungsschächte. Schließen Sie sie deshalb, wenn sie nicht durch Gitter gesichert sind, damit kein Igel herunterfällt, sich vielleicht verletzt und nicht mehr heraus kann.

Bei Nachbarn trug der Gartenigel in der nicht gerade geräumigen äußeren Höhlung eines Kellerfensters viel Laub zusammen und machte dort seinen Winterschlaf. Da das »Wohnungsangebot« für Igel nicht groß ist, war er mit diesem Plätzchen zufrieden, denn hier boten die Hausmauer im Norden, ein Trennmäuerchen zum Nachbargarten und Buschwerk nach Osten und Westen Schutz.

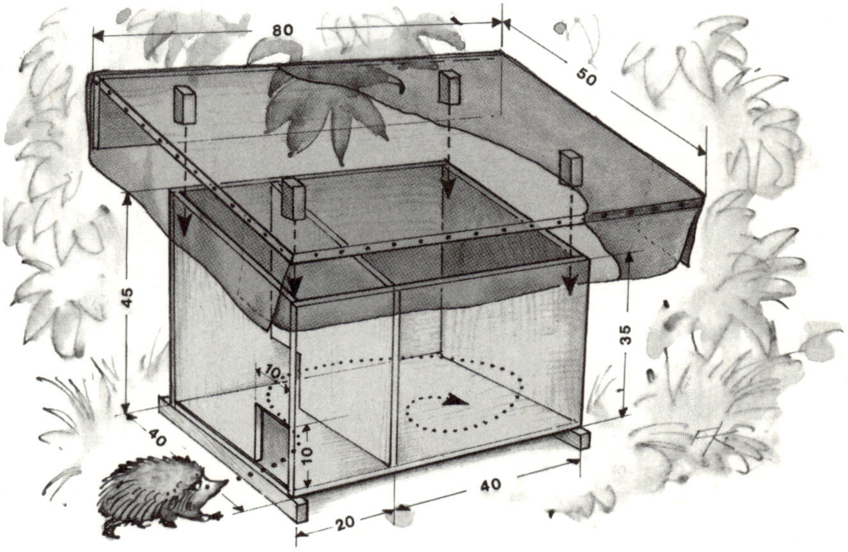

Bastelanleitung für ein Igelhaus im Garten. Das Dach ist abnehmbar, so daß die Streu oder die geknüllten Zeitungen, mit denen der Schlafraum gefüllt ist, einmal im Jahr ausgewechselt werden können.

Sonderteil: Igel verstehen lernen

Kleine Geschichte des Igels

Die Vorfahren der heutigen Igel lebten schon vor vielen Millionen Jahren auf unserem Planeten, lange vor dem Menschen. Die ältesten bekannten Arten Europas lebten im Miozän, also vor 10 bis 20 Millionen Jahren; sie sind ausgestorben. Die Änderungen im Körperbau und wahrscheinlich auch in der Wesensart waren während dieses unvorstellbar langen Zeitraums zwischen damals und heute nur unwesentlich. Die Tiere überlebten durch Anpassungsfähigkeit.
Igel kommen in sehr verschiedenen Klimaten in fast ganz Europa, Asien und Afrika vor – mit Ausnahme des hohen Nordens, wo es, ebenso wie in Gebirgslagen über 1100 m, zu kalt ist. Ungeeignet sind auch dauerfeuchte Gebiete und Landschaften ohne Deckung durch Buschwerk und Gestrüpp; dies gilt vor allem für den europäischen Igel – Wüstenigel leben beispielsweise auf Sanddünen. Es gibt zwei Arten des europäischen Kurzohrigels: Den Braunbrustigel, *Erinaceus europaeus*, und den Weißbrustigel, *Erinaceus concolor roumanicus*. Braunbrustigel leben in West- und Nordeuropa, Weißbrustigel in Südosteuropa, dem östlichen Mitteleuropa, an Ostsee und Düna. Kreuzungen zwischen diesen beiden Arten kommen mitunter vor, weil es leider Touristen gibt, die Igel wegen ihres besonderen Aussehens mitnehmen – obwohl dies während der warmen Jahreszeit bei uns nicht gestattet ist. Sie setzen die Tiere später an anderer Stelle aus, da sie nicht wissen, was sie eigentlich mit ihnen anfangen sollen. Auch ich hatte unter meinen Winterpfleglingen schon zweimal Tiere mit weißbehaartem Bäuchlein, obwohl hier (in Bayern) der Braunbrustigel bodenständig ist.
Igel wurden auch zur Schädlingsbekämpfung in Ländern heimisch gemacht, wo es sie bis dahin nicht gegeben hatte. So wird vermutet, daß die japanischen Igel durch Menschen vom asiatischen Festland nach Japan gebracht wurden. Es ist auch bekannt, daß zwischen 1870 und 1890 Braunbrustigel aus England nach Neuseeland eingeführt wurden, wo es damals fast keine Säugetiere gab. Die Igel paßten sich den neuen Lebensbedingungen gut an, vermehrten sich stark, und haben sich in Aussehen und Verhalten bisher kaum verändert.
Dem Igel drohen leider überall vielfältige Gefahren. Sein in Jahrmillionen bewährtes passives Abwehrverhalten als Stachelkugel ist schon beim Jungtier als blitzschnelle Reaktion auf bedrohliche Geräusche, Gerüche und Erschütterungen vorhanden. Gegen Autos aber ist es kein Schutz, und die starke Motorisierung in Europa fordert besonders unter den Igeln (neben Feldhasen, Greifvögeln, Singvögeln, Amphibien, Katzen) viel zuviele Opfer. Anpassen können sich die Tiere in diesem Falle nicht. Hinzu kommt, daß die wärmespeichernden Straßen gerade nachts von Igeln und vielen ihrer Futtertiere aufgesucht werden (→Seite 48).
Die Einstellung der meisten Menschen gegenüber Igeln war und ist eine freundliche. Das zeigen schon Bilddarstellungen in ägyptischen Grabkammern der großen Pyramiden und phönizische Igelplastiken aus dem ersten vorchristlichen Jahrtausend. – Es soll allerdings noch immer vorkommen, daß Igel verfolgt und sogar getötet werden. Der Grund hierfür mag die Behauptung sein, daß Igel die Euter der Kühe leertrinken und Hühner töten würden. Das ist natürlich unrichtig, ebenso wie die Annahme, daß Igel eine Gefahr für das Niederwild darstellen könnten.

Sonderteil: Igel verstehen lernen

Igel unter Schutz

In vielen Ländern Europas sind Igel ganzjährig geschützt: in beiden Teilen Deutschlands, in Österreich, der Schweiz, Polen und der Tschechoslowakei.
In den Niederlanden wurde der seit mehr als fünfzig Jahren bestehende Schutz 1963 wieder aufgehoben, und in Ungarn dürfen Igel das ganze Jahr bejagt werden.
Manchmal befürchte ich, daß menschliches Verhalten in wichtigen Dingen so wenig zu verändern ist wie das Verhalten der Igel den Autos gegenüber. Aber geben wir die Hoffnung und die Bemühungen nicht auf; vielleicht wird bisher Unbelehrbaren ein Umdenken möglich, wenn sie erkennen, daß wir uns mit versäumtem Natur- und Umweltschutz letztlich selbst schaden.

Besonderheiten der Igel-Anatomie

Der Stachelbalg des Igels, seine Abwehrwaffe, macht ungefähr 35% des Gesamtgewichts aus. Für den Stachelpanzer »verzichten« Igel auf wärmende Haare am Rücken – das bedeutet einen Wärmeverlust. Gesunde erwachsene Igel werden etwa 20 cm lang (Kopf und Rumpf) und wiegen 850 bis 1200 g. Das walzenförmige, schwach behaarte Schwänzchen hat nur eine Länge von 1 bis 2 cm. Ein kräftiger Muskelstrang, der entlang der Stachel-Haargrenze in der Haut sitzt, bewirkt, daß sich jedes Tier blitzschnell in eine wehrhafte Stachelkugel verwandeln kann. Am Kopf geht der Muskel in einen fünfeckigen Muskelstrang über, mit dem ein auch nur leicht erschrecktes Tier seine Stirnstacheln vor das Gesicht ziehen kann wie eine Art Visier. Die aufgestellten Stacheln sind nadelartig spitz und beim erwachsenen Tier hell und dunkel geringelt. Sie stehen alle in einer Richtung nach oben, nur bei höchster Gefahr kreuz und quer, auch rechts- und linksgeneigt. Das erhöht die Schutzwirkung beträchtlich.
Der Muskelring, mit dessen Hilfe Igel sich zusammenrollen, ruht auf einem sehr beweglichen, nachgiebigen und gut durchbluteten Bindegewebe. Es ermöglicht dem Igel, auch durch enge Öffnungen zu kriechen und sich – je nachdem – schmal und lang oder flach und breit zu verformen.
Die schwarzen, glänzenden Augen sind bei wachen, gesunden Tieren leicht vorgewölbt; die schwarze, beim gesunden Igel stets feuchte Nase, ist lang wie ein kleiner Rüssel und tropft manchmal ein bißchen.
An den Hinterfüßen mißt die zweite Kralle etwa 15 mm – sie ist länger als die anderen (→Seite 43).

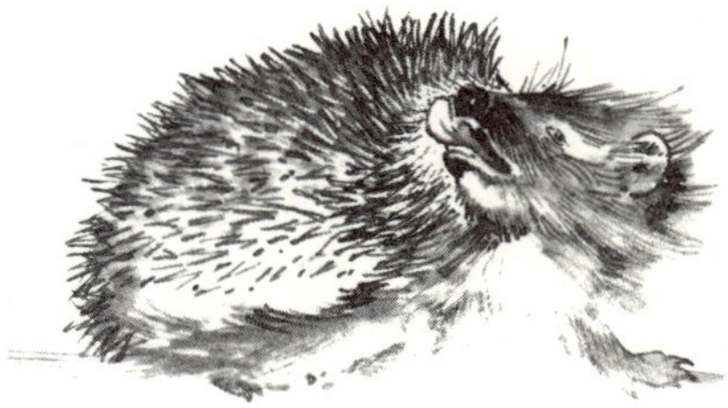

Warum sich der Igel ab und zu selbst mit Speichel bekleckert, erfahren Sie im folgenden Abschnitt.

Das Selbstbespeicheln

Wer Igel gut kennt, weiß, daß sie manchmal unwiderstehlich von Gegenständen angezogen werden, die durchaus nicht eßbar sind, aber für sie anscheinend sehr verlockend duften: Leder, Tabak, der Abdichtungskitt des WC, Kameras, Motorradhelme, Pflanzen mit ätherischen Ölen wie Rosmarin und La-

vendel. Besonders attraktiv waren für meine verschiedenen Igel Lederschuhe und -handschuhe (sie riechen eben nach Leder und dem Besitzer) sowie eine alte lederne Aktentasche meines Mannes, in der er Pfeifen aufbewahrt. Auch meine Strickwolle fand das Interesse der Igel. Daß die Wolle vor allem die Igelweibchen »faszinierte«, und zwar so sehr, daß sie nicht nur berochen, sondern auch zerbissen und verschleppt wurde, ist wohl Zufall, hängt aber wahrscheinlich auch mit dem Nestbautrieb zusammen. Alle Gegenstände werden, wenn möglich, nicht nur berochen, sondern auch beleckt und bekaut. Manche Gerüche, wie bestimmte Badezusätze (Igel laufen bei uns abends frei in der Wohnung) können natürlich nur eingeatmet werden. Das geschieht aber sehr intensiv, mit leicht nach oben gereckter Nase, hochgezogener Oberlippe (Flehmen) und häufigem »In-die-Luft-lecken«.
Danach hält der Igel den Kopf waagerecht, kaut die aufgenommenen Duft- und Geschmacksstoffe mit Speichel durch und bringt den schaumig gekauten Speichel, oft unter den seltsamsten Verrenkungen, mit der langen beweglichen Zunge auf die Stacheln des Rückens oder Nackens, mitunter auch auf die Seitenhaare. (→Foto Seite 56). Der Stachelbalg wirft dabei manchmal eine buckelartige Falte. Fällt der Igel dabei um, macht er ungestört weiter. Das alles wurde sogar schon bei zwei Wochen alten Igelkindern beobachtet. Meist wiederholt sich der ganze Vorgang ein paarmal – der Speichel wird dann oft abwechselnd, einmal rechts und einmal links auf dem Körper, abgesetzt. Manche Igel bewegen danach ihren Stachelbalg kräftig hin und her, um die beim Bespeicheln durcheinander geratenen lockeren Stacheln zurecht zu schütteln.

Das Jacobsonsche Organ

Über die Frage, *warum* sich Igel nach Aufnahme von Geruch und Geschmack mit dem schaumig gekauten Speichel beschmieren, gibt es Untersuchungen von W. Poduschka und Firbas (→Literaturverzeichnis Seite 68), auf die ich kurz eingehen möchte.
Igel besitzen als spezialisierten Teil ihres Riechapparates das sogenannte Jacobsonsche Organ. Es ist auch bei anderen Säugetieren – beispielsweise Katzen und Huftieren – ausgebildet, außerdem bei Amphibien und Reptilien. Menschen und Menschenaffen haben nur im Embryonalstadium den Ansatz eines Jacobsonschen Organs.
Das Jacobsonsche Organ des Igels liegt als blind endendes schlauchförmiges Gebilde in einer Vertiefung des Nasenhöhlenbodens und steht mit Nasenhöhle und Mundhöhle in Verbindung. Der Hohlraum des Organs ist im Vergleich zu dem anderer Säugetiere (Nager, Pferde) ziemlich weit. Das Jacobsonsche Organ enthält Sinneszellen, die mit Hilfe von Drüsenabsonderungen den »Schlauch« ausspülen können. Gerüche werden durch dieses Organ besonders genau erfaßt. Nach jedem Geruchseindruck muß der Igel den »Riechschlauch« mit Hilfe von Drüsenabsonderungen durchspülen und schließlich auspressen, um ihn rasch wieder voll gebrauchsfähig zu machen: So kommt das Selbstbespeicheln zustande. Warum Igel sich selbst, nie aber ihre Umgebung bespeicheln, ist noch ungeklärt.

Der Winterschlaf

Daß Igel Winterschlaf halten, ist allgemein bekannt – warum sie es aber tun, wissen nur wenige. Igel, die sich von Insekten ernähren,

finden im Winter kein Futter. Da sie außerdem viel Wärme brauchen, können sie nur durch den Winterschlaf die kalte Zeit überleben. Der ganze Stoffwechsel ist verlangsamt, und wenn sie gesund und gut genährt im Herbst ein geeignetes Winternest finden, wachen sie im Frühjahr auch wieder gesund auf. Sie sind dann etwas abgemagert, weil die Reserven verbraucht sind; durchschnittlich verlieren sie 20 bis 25% ihres Gewichts. Igel aus südlichen Ländern halten in der heißesten, trockensten Zeit einen Trockenschlaf, weil sie sonst verhungern müßten. Auch hier Anpassung, aber an ganz andere Gegebenheiten.
Wenn Igel im Haus keinen Winterschlaf halten, schadet ihnen das nicht – sie haben ja das nötige Futter und die erforderliche Wärme. Wenn sie aber mit Erreichen des Winterschlafgewichtes schläfrig werden (jeder Igel ist nun einmal anders) und einige Tage oder länger durchschlafen, ist auch das nicht schlimm. Diese Tiere reagieren eben, als ob sie draußen in der Natur leben würden. Versorgen Sie sie, wie auf Seite 27 angegeben.
Igel wachen manchmal schon vor Beginn des Frühjahrs auf; Grund dafür kann sehr starke, lang anhaltende Kälte sein oder plötzliche Wärme (Föhntage), Hunger und »handfeste« Störungen. Immer ist das Aufwachen für Herz und Kreislauf des Igels eine Anstrengung, von der wir uns nur schwer eine Vorstellung machen können. Die stark gesunkene Körpertemperatur muß rasch wieder auf die richtige Höhe gebracht werden. Das geschieht dadurch, daß das Herz mit Unterbrechungen bis zu 320 mal in der Minute pumpt (sonst 180 bis 220 mal!). Jedesmal danach kommt es zu einer Art Zusammenbruch, es sieht aus, als liege der Igel im Sterben. Das Ganze kann bis zu fünf Stunden dauern, wobei der Igel nicht zu warm stehen sollte (nicht über 15° C).
Wenn er endlich ganz wach ist, braucht er sofort Wasser und Futter, um die verbrauchte Energie zu ersetzen, sonst stirbt er an Erschöpfung (→Seite 7). Deshalb: wenn Sie im Winter oder Vorfrühling einen herumirrenden Igel finden, nehmen Sie ihn mit, füttern und betreuen Sie ihn (→Seite 44) bis zum Mai. Danach kann er sich wieder alleine durchbringen.
Auch Tiere, die wie scheintot wirken, weil sie alle Reserven verbraucht haben und, durch eine Art inneren Alarm gezwungen, gerade erwachen, sollten Sie unbedingt aufnehmen. Ich bekam vor drei Jahren im Februar solch einen geschwächten Igel, der völlig abgemagert war. Er hatte zum Glück bald Appetit, aß, trank und schlief ungewöhnlich viel. Dabei erholte er sich so gut, daß ich ihn im Mai den Findern in bestem Zustand wiedergeben konnte. Sie brachten ihn in sein altes Revier zurück, einen weitläufigen Park, um den rundum alle Wege für Autos gesperrt sind.
Winterschlaf heißt nicht Vergessen; die Behauptung, daß Igel während des Winterschlafes alles zuvor Gelernte vergessen, wird von vielen Kennern mit Recht bestritten. Einige Tage nach dem Erwachen, wenn sie ganz »da« und sicher auf den Beinen sind, ist auch die Erinnerung an bekannte Orte und Menschen wieder da.
Das zahme Igelmännchen Xaver erkannte mich ganz offensichtlich noch (an der Stimme?), als es schon einen Sommer und einen Winter im Freien in der Siedlung verbracht hatte. Als ich ihn abends während der Dämmerung auf der Terrasse anredete, blieb er sofort stehen, horchte und witterte, kam auch ein paar Schritte näher. Jeder andere freilebende Igel hätte sich davongemacht oder zusammengerollt!

Eine stachelbewehrte Kugel, aus der vorsichtig witternd das Näschen herausschaut. Erst wenn feststeht, daß die Gefahr vorüber ist, rollt sich der Igel wieder auseinander. ▷

Die Nahrung freilebender Igel

Igel leben von Kerbtieren und deren Larven (auch von Kartoffelkäfern), von Asseln, Tausendfüßlern, nestjungen Mäusen, aber auch von Regenwürmern, Haus- und Nacktschnekken (→Seite 32 und 40). Obst wird nur von einigen, nicht von allen Igeln genommen – und wie manche Kräuter nur in kleinen Portionen als Beikost verspeist.
Igel können keine Mäuse fangen (nackte Nestlinge brauchen sie nur zu nehmen), dazu sind sie, obwohl sie behender sind als sie aussehen, doch nicht flink genug. Sie graben auch nicht etwa Wühlmäuse aus dem Bau, um sie zu verzehren, wie ich es in einem Gartenbuch las. Sie können zwar Futtertiere aus dem Boden scharren und sogar Gänge graben – aber keine Wühlmaus wartet, bis sie herausgezogen wird! Frisch getötete Mäuse, die unsere Katze manchmal liegenläßt, nehmen sie gern. Sie brauchen dazu zwar einige Zeit, verspeisen sie aber mit Haaren und Knochen!

Die Igelfamilie

Die Igelfamilie mit Vater, Mutter und niedlicher Kinderschar taucht immer wieder in Geschichten und Berichten auf – obwohl es so etwas nicht gibt. Was nach Familie aussieht, ist eine »Tantengesellschaft«, denn Weibchen sind oft untereinander verträglich, wenn ihre Jungen »aus dem Gröbsten heraus« sind und auf Futtersuche mitgehen können.
Männchen haben nur Interesse an paarungsbereiten Weibchen, aber weder an fremden Jungigeln noch am eigenen Nachwuchs. Jungtiere können normalerweise nicht einmal mit Rücksichtnahme rechnen.
Ein Familienverband im eigentlichen Sinn besteht immer nur aus einer Igelin und ihren noch unselbständigen Jungen. Um fremde Junge kümmert sich ein Igelweibchen nicht, auch wenn sie sie dulden sollte.

Igelmännchen – Igelweibchen

Im plattdeutschen Märchen vom Hasen und Swinegel rennt der Hase sich zu Tode, weil er unbedingt schneller sein will als der Igel, aber am Ziel immer den Igel schon vorfindet, der ruft: Ick bin all do! (Ich bin schon da!)
Der Hase wußte nicht, daß Igel und Igelin sich gemütlich – jeder an einem Ende der Rennstrecke – niedergelassen hatten, um ihn zu erwarten. Er konnte Männchen und Weibchen nicht voneinander unterscheiden. Seither meinen viele Leute, es sei unmöglich, bei Igeln die Geschlechter auseinanderzuhalten.
Dabei ist es ganz einfach, besonders, wenn Sie die Unterseite anschauen (→Zeichnung Seite 11). Das Weibchen hat einen glatten Bauch, die Scheidenöffnung liegt dicht vor dem After an der Schwanzwurzel. Das Männchen hat ungefähr dort, wo man den Nabel vermuten würde, einen häutigen Knopf; hier liegt der Penis verborgen und ist so beim Umherstreifen im Unterholz geschützt.

Rivalenkämpfe

Die Paarungszeit beginnt nach dem Winterschlaf, dauert bei Männchen bis in den frühen Herbst hinein und wird bei Weibchen, die gedeckt wurden, durch Tragzeit und Aufzucht der Jungen unterbrochen.
Igelmännchen sind in diesen Monaten sehr angriffslustig und versuchen, jeden auftau-

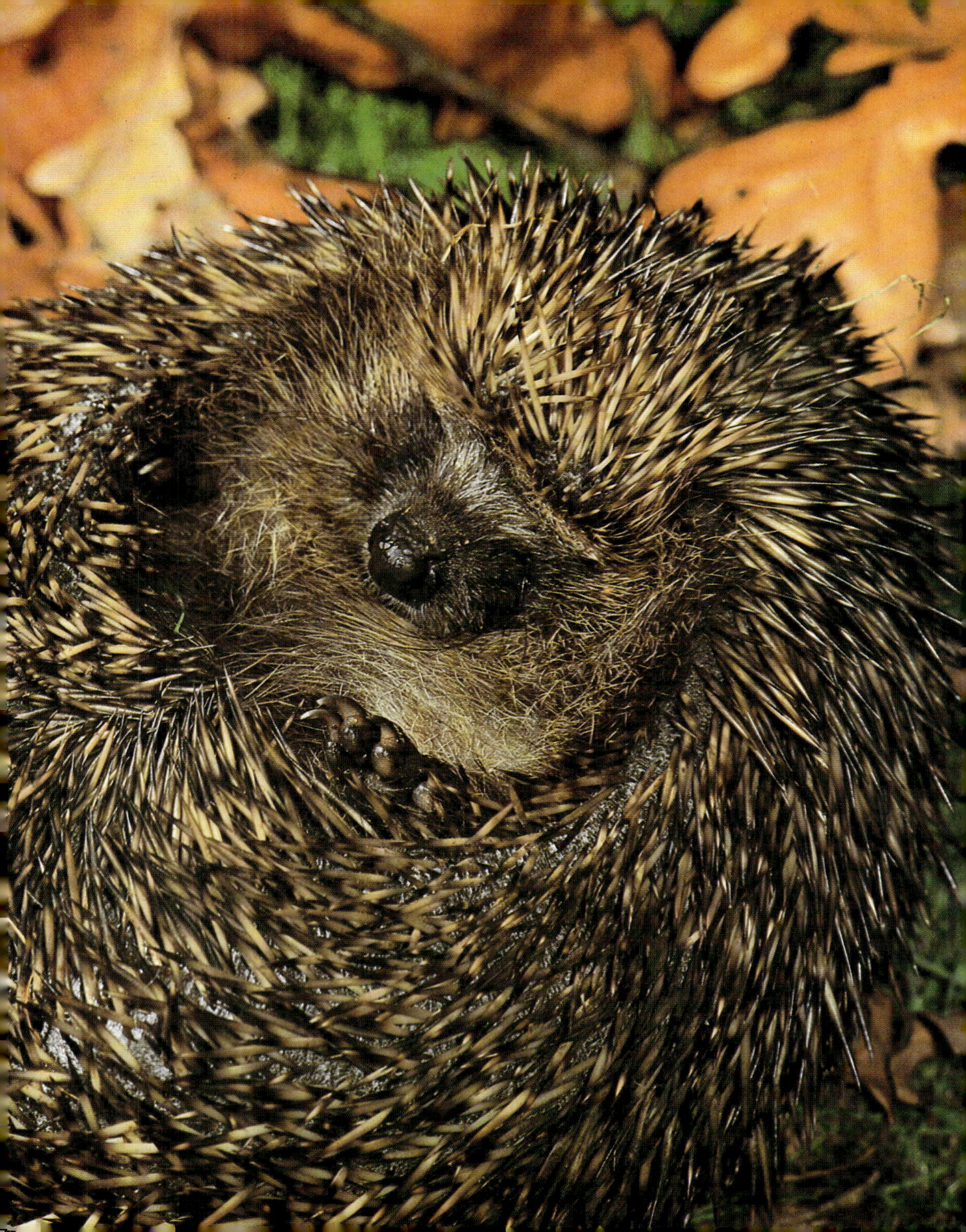

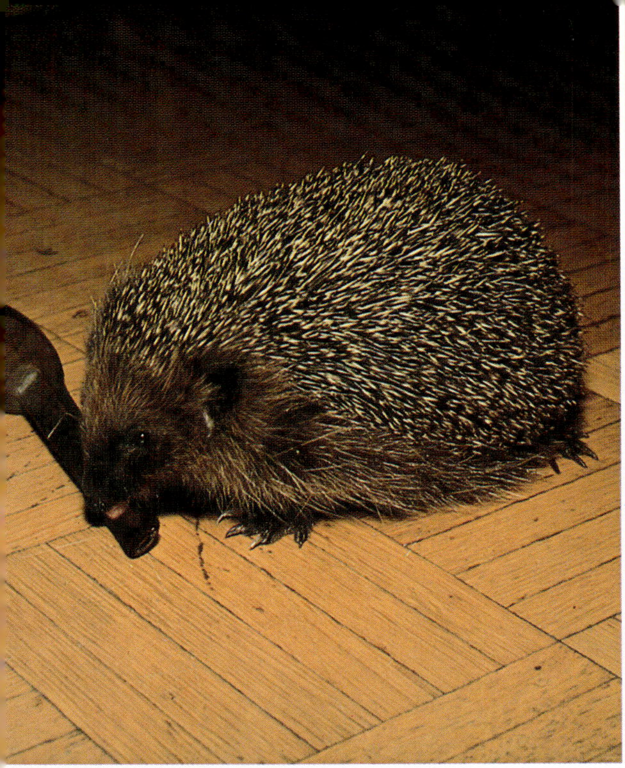
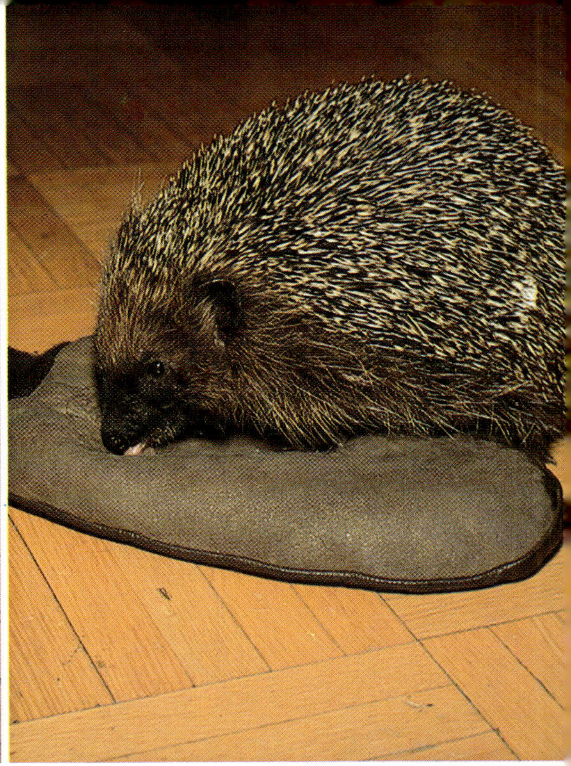
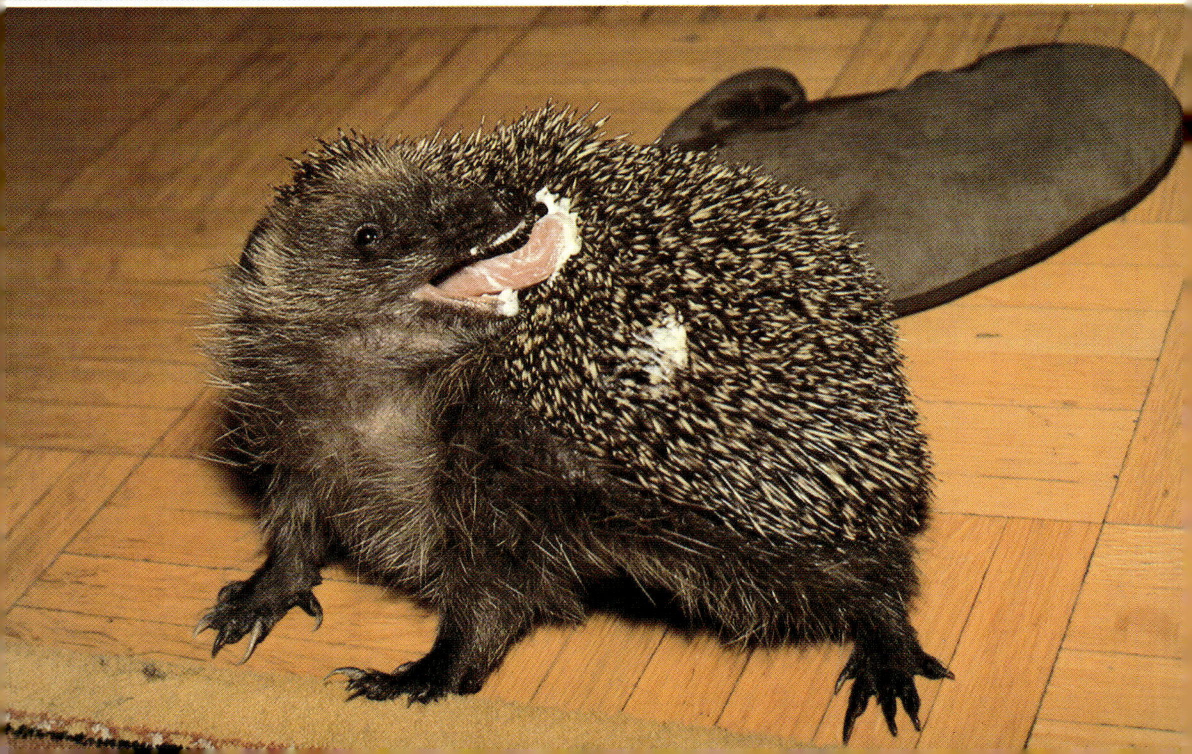

◁ Riechen und Schmecken sind beim Igel hoch entwickelte Sinnesleistungen. Das Belecken interessant riechender Gegenstände und das anschließende Selbstbespeicheln gehören dazu.

chenden Rivalen zu vertreiben.
Bei Kämpfen zwischen Igelmännchen versuchen die Gegner mit gesträubten Stacheln einander zu unterlaufen (siehe Zeichnung); in die nicht durch Stacheln geschützten Schultern, den Bauch oder die Flanken zu beißen und sich festzubeißen. Weil sie dabei die Vorderbeine weit spreizen, um das Gleichgewicht nicht zu verlieren und umzufallen, sind besonders die Schultern gut zu packen und werden oft böse zugerichtet und verletzt. Solche Verletzungen können, wenn sie sich entzünden, lebensgefährlich sein. Nicht selten werden bei einem Kampf beide Tiere verletzt. Einem Igel, der sich unterlegen fühlt, bleibt nichts anderes übrig, als sich einzuigeln, bis der Gegner genug hat – oder so schnell wie möglich davonzulaufen.

Werbung und Paarung

Annäherungsversuche des Männchens erwidert das Weibchen zuerst fast immer mit abwehrendem, ärgerlichem Fauchen. Wenn es schon gedeckt ist und Junge erwartet, bleibt es bei der Ablehnung des Männchens. Andere Weibchen sind mit großer, oft stundenlanger Ausdauer umzustimmen. Ich konnte das selbst schon im Garten beobachten, ohne daß die Tiere sich stören ließen: Das Weibchen sitzt mit gesträubten Stacheln da (siehe Zeichnung), immer leise vor sich hinfauchend und blubbernd, manchmal auch laut keckernd, und wehrt sich durch Boxen mit dem Kopf. Das Männchen umkreist es bedächtig und unablässig. Manche Beobachter sprechen vom »Igelkarussell«. Was ich damals nicht wußte: das Männchen setzt dabei Duftmarken, die allem Anschein nach das Weibchen erst in Paarungsstimmung bringen.

Wenn die Igelin sich schließlich beruhigt hat und bereit ist, legt sie die Stacheln glatt an und hebt den Hinterkörper so, daß das Männchen sie besteigen und decken kann, ohne sich zu stechen, mit den Vorderpfoten ihren Rükken umklammernd. Das Igelpaar aus meinem Garten traf ich auch in den nächsten Tagen noch einige Male zusammen an, sogar im Schlafhaus draußen. Ich kannte es, weil es sich um Tiere handelte, die ich einmal während eines Winters gepflegt hatte.

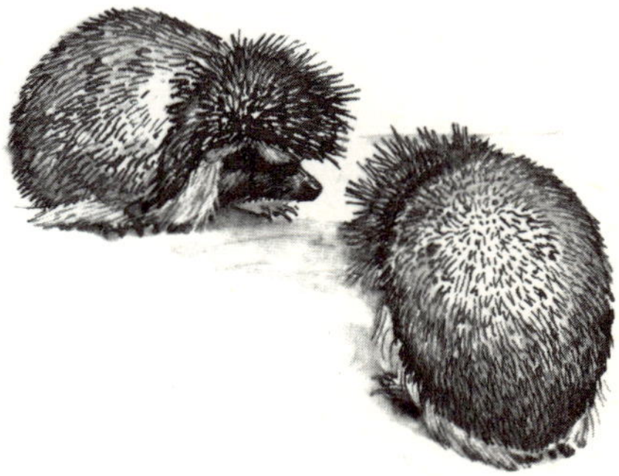

Igel sind manchmal Einzelgänger. Zwei ausgewachsene Tiere, die sich begegnen, fauchen drohend und stellen die Stachelhaube auf.

Tragzeit, Geburt und Entwicklung der Jungen

Igelinnen, die Junge erwarten, sind nicht mehr bereit, sich decken zu lassen. Sie verjagen entweder kurz vor der Geburt das Männchen aus dem Bau oder wandern fort, wenn sie zu sehr bedrängt werden. Sie brauchen Ruhe für die Geburt und Aufzucht der Jungen.
Das alte Nest wird ausgeräumt und frisch mit Laub, dürrem Gras, manchmal auch Papierfetzen gepolstert – oder es wird ein neuer

geschützter Platz gesucht, der geeignet erscheint. Dort wird das Nest dann ähnlich solide angelegt wie das Winterschlafquartier. Unter günstigen Bedingungen bekommt eine Igelin zweimal im Jahr Junge: das erste Mal etwa in der Zeit bis Ende Mai, das zweite Mal bis Ende August oder auch später. Die Tragzeit dauert 32 bis 35 Tage. Meist besteht ein Wurf aus zwei bis sechs Jungen. Sie wiegen

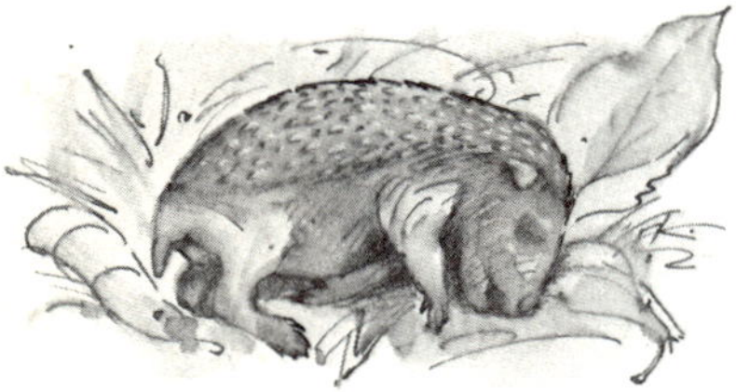

Neugeborene Igel sind blind, taub und haarlos. Die Spitzen der Stacheln sind nach der Geburt noch in der Rückenhaut eingebettet.

zuerst nur 15 bis 30 g, sind 6 bis 9 cm lang, blind, taub und haarlos (siehe Zeichnung), haben rosafarbene Haut am Bauch und graue Haut zwischen den Rückenstacheln.

Die weißen Erstlingsstacheln sind nicht etwa weich und biegsam, wie das oft angenommen wird, sondern hart und spitz. Trotzdem können sie die Igelin nicht verletzen, weil sie während der Geburt bis über die Spitzen in der aufgequollenen Rückenhaut eingebettet sind. Dann entwässert sich die Haut langsam und nach vierundzwanzig Stunden sind die Stacheln schon zu einem Drittel der Gesamtlänge (2½ von ca. 8 mm) sichtbar. Die Mutter beleckt jedes Neugeborene kräftig mit der warmen Zunge, dadurch kommen Atmung und Durchblutung richtig in Gang. Zu den Zitzen finden die Neugeborenen gleich und können auch sofort trinken. Beim Schlafen schmiegen sich die Kleinen während der ganzen Zeit des Zusammenlebens an den wärmenden Bauch der Mutter, die dabei meist auf der Seite liegt. Da jedes Igelweibchen zehn (manchmal auch mehr) Zitzen hat, wird das Saugen der Igeljungen nur bei größeren Würfen für die schwächeren oder langsameren schwierig: die anderen drängen sie weg, sie bleiben in der Entwicklung zurück. Wenn sie nicht sterben, sind sie doch auf Dauer kleiner und schwächer als ihre stärkeren Geschwister.

Igelinnen sind gute und fürsorgliche Mütter. Aber in den ersten Tagen nach der Geburt, die sie fast ohne Nahrungsaufnahme bei den Jungen verbringen, sind sie sehr empfindlich gegen Störungen aller Art – wie viele andere Säugetiermütter auch. Sie brauchen absolute Ruhe (→Seite 21 und 25), sonst versuchen sie, die Kinder umzuquartieren. In Schreck und Aufregung verlieren sie dabei manchmal eines der Kleinen oder bringen alle an einen ungeeigneten (kalten oder feuchten) Ort, wo sie an Unterkühlung sterben. Es ist ja auch mehr als schwierig, schnell ein geeignetes neues Nest zu finden! Manche Mütter verlassen die Jungen ganz, wenn sie beunruhigt werden oder fressen sie an (→Seite 25) – ganz gleich, ob der Störenfried ein Mensch oder ein auf Paarung versessenes Männchen ist.

Geht alles glatt, betreut die Igelmutter ihre Kinder sieben bis acht Wochen, säugt sie, wärmt sie, hält sie sauber und massiert nach den Mahlzeiten jedes Bäuchlein mit der weichen warmen Zunge, damit die wichtige Entleerung in Gang kommt. Die Kleinen trinken mit dem typischen Milchtritt, den Sie vielleicht schon bei jungen Hunden oder Katzen beobachtet haben, und bei dem die Vorderpfoten den Bauch der Alten zu beiden Seiten der Zitzen bearbeiten. Es regt die Milchabsonderung an. Schon etwa drei Tage nach der

Geburt wachsen die graubraunen Jugendstacheln, die bis 18 mm lang, die Erstlingsstacheln ergänzen. In der dritten Lebenswoche öffnen sich bei den kleinen Igeln Augen und Gehörgang – sie können jetzt sehen und hören – die Milchzähnchen wachsen. Erst nach vier Wochen läßt die Mutter die Kleinen aus dem Nest. Nun dauert es nicht mehr lange, bis sie ihr bei der nächtlichen Futtersuche folgen. Zuerst dürfen sie Eßbares nur beschnuppern, die Alte hindert sie durch bestimmte Laute, davon zu nehmen. Erst später läßt die Igelin zu, daß die Jungen mitfuttern. So lernen sie langsam, welche Nahrung sie ohne Schaden zu sich nehmen können.
Vier Wochen alte Igel können schon ganz gut laufen und sogar klettern, ermüden aber noch ziemlich schnell und kriechen dann mit eingeknickten Beinchen. Der Kopf, wie bei allen Jungtieren im Verhältnis zum Körper groß und schwer, wird dabei dicht über dem Boden getragen.

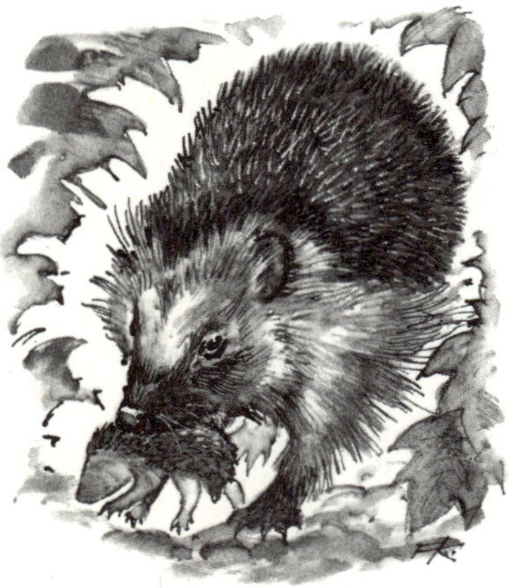

Wenn Gefahr droht, versucht die Igelmutter, ihre Jungen in ein sicheres Versteck umzuquartieren.

Wenn ein müdes Jungtier den Anschluß an Mutter und Geschwister verloren hat, gibt es kurze, hohe Pieptöne von sich. Das hört die Mutter sofort, kehrt um, beschnüffelt das Junge und setzt mit ihm und dem übrigen Wurf die Futtersuche fort.
Verlassene Kinder anderer Igelinnen werden oft nicht angenommen, sondern angefaucht und verjagt.

Das Selbständigwerden

Die Jungen müssen sich im Alter von fünf bis acht Wochen mit etwa 250 bis 300 g Gewicht von der Mutter trennen, die sie nun anfaucht und wegbeißt. Mit fünf Wochen sind sie bereits abgesäugt und können sich schon recht gut selbst durchbringen (sofern sie nicht aus einem Spätwurf stammen und dadurch keine Möglichkeit mehr haben, sich das nötige Winterschlafgewicht anzufuttern). Schwierig wird es auch für Igeljunge, die nur vier Wochen oder weniger von der Mutter betreut werden, weil sie einem Männchen folgt. Zu früh allein gelassen, haben sie wenig Aussicht, gesund am Leben zu bleiben. Die Geschwisterschar bleibt auch, nachdem die Mutter sie verlassen hat, noch einige Zeit beisammen.

Zahnwechsel – Stachelwechsel

Igel verlieren ihre Milchzähne mit etwa acht Wochen und bekommen dann das Erwachsenengebiß. In der Zeit des Zahnwechsels schmatzen und schlucken sie häufig, das habe ich auch bei Winterpfleglingen beobachten können. Sie sind dann scheuer als sonst und streitsüchtig gegen Artgenossen. Vielleicht haben sie Schmerzen und fühlen sich mit un-

vollständigem Gebiß hilflos – bei einem Wildtier verständlich. Zum Glück ist diese Zeit bald vorbei. Igel aus Spätwürfen wechseln ihre Zähne oft wesentlich später – zum Teil erst nach einigen Monaten. Auch der Stachelwechsel vollzieht sich mit zeitlichen Unterschieden: bis Mitte August geborenen Igeln wachsen schon ab der sechsten Lebenswoche hinten am Körper beginnend die ersten Erwachsenenstacheln, während die Jugendstacheln nach und nach ausfallen oder weggekratzt werden. Meist dauert der Stachelwechsel aber bei diesen Tieren bis nach dem ersten Winterschlaf.
Igel aus Spätwürfen (um den 1. September) beginnen mit dem Stachelwechsel oft nicht vor Beendigung des ersten Winters, also im Alter von sieben Monaten!

Spiele bei Jungigeln

Igelgeschwister aus einem Wurf bleiben im Freileben meist noch längere Zeit zusammen und vertragen sich normalerweise gut bis zur Geschlechtsreife. Sie schlafen dicht aneinandergedrängt und wärmen sich dabei gegenseitig. Besonders beliebt ist das Unterkriechen beim Nachbarn, um den eigenen Rücken gegen Kälte zu schützen. Wenn sie spielen, üben sie mit Boxen, Drängeln und Zuschnappen den Kampf, wie sie ihn später in der Auseinandersetzung mit ihren Rivalen und bei der Revierverteidigung führen müssen. Der Unterschied: Sie tun einander nicht weh; sie kneifen und rempeln sich zwar an, verletzen sich aber nicht. Ähnlich verhalten sich Jungigel, die während des Winters im Haus betreut werden. Sie lassen einen fürsorglichen, freundlichen Pfleger durchaus als Spielgefährten gelten, kneifen ihn zum Spaß, beißen in Hosensäume oder Staubtücher, um sie totzuschütteln – dies alles kenne ich aus eigener Beobachtung.
Julchen »half« mir jeden Morgen beim Putzen, trug Kämpfe mit Putzlappen und Besen aus. Sie hatte offensichtlich so viel Spaß daran, wie ich an ihr, denn es war keine Spur von Ärger, Angst oder wirklicher Angriffslust in ihrem Benehmen zu erkennen. Julchen und Stasi kniffen auch Besucher, die öfter zu uns kamen und die sie am Geruch wiederzuerken-

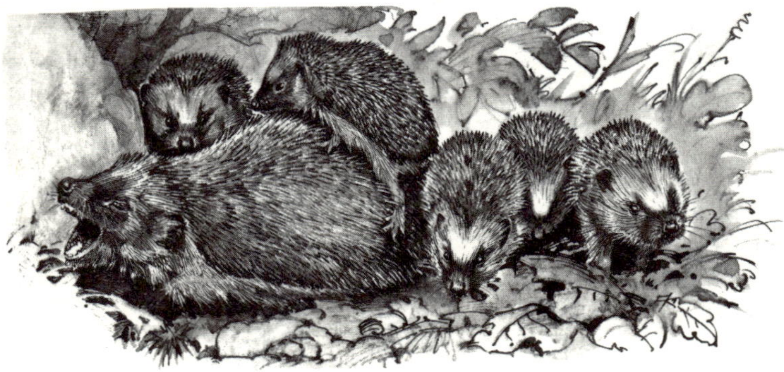

Wenn die Igelkinder 5–8 Wochen alt sind und ein Gewicht von 250–300 g erreicht haben, werden sie von der Igelmutter alleingelassen. Die Geschwister bleiben dann meist noch einige Zeit zusammen.

nen schienen. Fremden taten sie diese »Ehre« nie an.
Resi ist die zahmste und sanfteste Igelin, die ich je pflegte. Ich darf ihr sogar übers Köpfchen streicheln (sie scheint das zu genießen), was jedes andere Tier bisher mindestens mit leichtem Schütteln, Fauchen oder Hochstellen der Kopfstacheln beantwortete. Sie zwickt mich höchstens dann, wenn ihre Futterzeit ein bißchen überschritten ist; sucht sonst eher Kontakt, indem sie um und über meine Füße läuft. Raufpartner sind für sie Katze und Kaninchen, die allerdings nicht so darauf eingehen, wie sie es gern hätte. Einen Handschuh, mit dem ich den Igel El Toro, der sie in seinem Revier heftig attaktierte, immer hochnahm, schüttelte Resi nachdrücklich tot.
Neben den Raufspielen gibt es anscheinend auch das Nestbauspiel, das ich an all meinen Weibchen, aber auch an mehreren Igelmännchen beobachten konnte. Dabei werden Stoffreste, Socken, Papier oder Wolle im Mäulchen herumgetragen und schließlich in eine halbwegs »nestbaugeeignete« Ecke gebracht. Resi hat im untersten Fach des Wandschrankes im Flur einen »Spielbau« mit alten Tageszeitungen, in dem sie regelmäßig eifrig »arbeitet«. Allerdings versuchte sie erst dort zu schlafen, als sie schon mehr als vier Monate lang bei uns war und 800 g wog. Julchen, eine ihrer Vorgängerinnen, stopfte alte gefütterte Winterstiefel von mir zusätzlich mit Papierfetzchen aus und verbrachte regelmäßig dort den Tag – schon als Igeljunges. Sie betrieb den Nestbau von Anfang an sehr »ernsthaft«.
Das Nestbauverhalten ist für Igelweibchen und -männchen sicher mindestens ebenso lebenswichtig wie die Fähigkeit, ein Revier zu verteidigen und sich gegen Rivalen zu behaupten.

Sehen – Hören

Igel sehen – vor allem bei Tag – nicht besonders gut. Unvermutetes Anleuchten mit einer Taschenlampe erschreckt sie kaum, aber starkes elektrisches Licht oder helles Tageslicht bringt viele erwachsene Tiere dazu, sich zu verkriechen.
Für kleine und halbwüchsige Igel in häuslicher Pflege gilt das nicht, wie ich aus jahrelanger Erfahrung weiß. Sie laufen völlig unbefangen abends bei Licht und morgens früh bei Tageslicht in der Wohnung herum. Ob erwachsene Igel sich auch ebenso umgewöhnen würden, kann ich nicht sagen.
In der freien Natur nehmen Jungigel sogar manchmal (am Vormittag, nicht in der heißesten Zeit) Sonnenbäder, schließen dabei aber die Augen. Erwachsene freilebende Igel, die tagsüber in der Sonne liegen, sind krank und versuchen, sich aufzuwärmen.
Soweit bisher bekannt ist, sehen Igel keine bunten Farbtöne, sondern nur schwarz, weiß und verschiedene Grautöne, wie wir es von Schwarzweißfilmen her kennen.
Igel nehmen auch im Ultraschallbereich Geräusche wahr und sind deshalb besonders empfindlich gegen zirpende, klirrende Geräusche und Zischlaute. Sie reagieren darauf zuerst ausgesprochen schreckhaft, zucken auch nach monatelanger häuslicher Pflege und völligem Vertrautsein zusammen und ziehen blitzschnell »das Visier« herunter, die Stirnstacheln, die das Gesicht schützen (→Seite 63). Sie hören aber wahrscheinlich auch in für uns »normalen« Tonhöhen, denn sie reagieren auf menschliche Stimmen und lernen bald, Fremde und Bekannte an der Stimme zu unterscheiden. Da ich all unsere Igel stets selbst versorgt habe, kommen sie fast immer schnell angetrippelt, wenn ich rufe.

Sonderteil: Igel verstehen lernen

Riechen, Schmecken und Tasten

Der Geruchssinn ist bei Igeln besonders stark entwickelt. Ein großes »Riechzentrum« im Gehirn verarbeitet alle Eindrücke, die die schwarze feuchte Nase aufgenommen hat. Da ist es einleuchtend, daß Gerüche für die Tiere eine ganz andere und viel größere Bedeutung haben als für uns. So sind freilebende Igel bei der Futtersuche vor allem auf ihren Geruchssinn angewiesen, und jede Igelmutter erkennt ihre Jungen »mit der Nase«; auch für Geschwister des gleichen Wurfs ist der vertraute

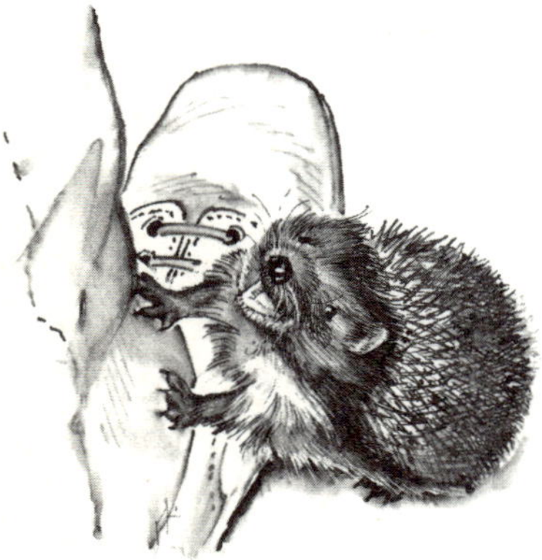

Wenn der Igel seine Vorderfüße am Hosenbein seines Betreuers hochstellt, sucht er Kontakt zu ihm.

Geruch wahrscheinlich besonders wichtig. Bei der Pflege im Haus kann jeder aufmerksame Betreuer der Tiere entsprechende Beobachtungen machen.
Julchen lief oft unter dem Tisch herum, während wir aßen. Meinen Mann und unsere beiden Söhne zwickte sie in die Zehen – wenn auch zart und freundschaftlich –, mir aber lief sie nur über die Füße. Fast alle Tiere waren nach einiger Zeit so zutraulich, daß sie auf meinen Schoß kletterten und in meine Hosenbeine krochen, wenn ich mich auf den Boden hockte. Bei den übrigen Familienmitgliedern wäre ihnen das nie eingefallen – aber schließlich versorgte ich sie ja und so brachten sie meinen Geruch mit besonders angenehmen Dingen wie Futter, Wasser und Wärme in Verbindung.
Auf Fremde reagieren die Tiere nach kurzem Hinschnuppern furchtsam, trippeln schnell davon oder stellen fauchend die Stacheln. Auch Hunde werden anscheinend an ihrem Eigengeruch erkannt und entsprechend unterschieden. Der Hund einer Bekannten ist von klein auf an Igel gewöhnt und mit den jeweiligen Winterpfleglingen sehr vertraut; keiner fürchtet ihn. Bringt aber ein anderer Besucher seinen Hund mit, igeln sich die Tiere sofort ein, obwohl sie nichts zu fürchten hätten. Die angeborene Vorsicht ist, zum Glück, nicht verlorengegangen – im Freileben werden die Igel sie nötig brauchen.
Riechen und Schmecken gehen für Igel wohl ineinander über. Schließlich ist es ja auch für uns Menschen nicht etwas völlig Getrenntes – Sie brauchen nur daran zu denken, wie sehr der Duft einer Speise deren Geschmack beeinflußt. Vielleicht wissen Sie auch, daß in ländlichen Gegenden des süddeutschen Raumes »schmecken« zugleich »riechen« bedeutet.
Wenn Resi und El Toro schnuppern, lecken sie dazwischen auch immer wieder mit weit herausgestreckter Zunge in die Luft – wahrscheinlich schmecken sie den Geruch.
Der Tastsinn ist an den Zehen anscheinend nur schwach ausgebildet. Die Tasthaare am Schnäuzchen aber sind sehr empfindlich. Die kräftigen Seitenhaare unterhalb des Stachelbalgs haben Tastfunktion. Sie leiten selbst

leichte Berührungen sofort weiter ans Gehirn, so daß das Tier darauf reagieren kann. Nakken, Oberseite des Kopfes und natürlich die Nase sind gegen Berührung noch empfindlicher – wie die »Schnurrhaare« oberhalb der Mundwinkel.

Gleichgewichts- und Orientierungssinn

Wenn Igel nach der Mahlzeit unvorsichtig hochgenommen, herumgetragen oder auf den Rücken gedreht werden, erbrechen sie oft; sind aber auch mit leerem Magen empfindlich gegen Schaukelbewegungen. Ein Igelweibchen, das ich mehrmals in einer (gut gepolsterten) Einkaufstasche zum Tierarzt bringen mußte, erbrach jedesmal unterwegs, obwohl ich die Tasche so ruhig wie möglich hielt.
Igel lernen ein neues Revier – auch die Wohnung – recht schnell kennen. Zuerst laufen sie verständlicherweise an Wänden, Mauern, Zäunen oder Büschen entlang, um geschützt und vor Überraschungen sicher zu sein. Bald aber haben sie das ganze Gelände erkundet, können sich gut orientieren und benutzen nun mit Vorliebe bestimmte Wege und Ruheplätze. Einer unserer Gartenigel kam allabendlich von der gleichen Seite durchs Immergrün den Hang hinauf auf die Terrasse, um an der Vogeltränke seinen Durst zu löschen und vom Katzen-Trockenfutter zu nehmen; ein anderer lief regelmäßig quer über den Rasen.
Alle meine bisherigen Winterpfleglinge hatten besondere Lieblingsplätze: unter einem Heizkörper, hinter der Couch, im untersten Fach eines Wandschranks. An ihrem Verhalten konnten wir erkennen, daß alle Räume, in denen sie regelmäßig frei liefen, ihnen bald ganz vertraut waren, und daß die Igel sie mit Selbstverständlichkeit als ihr Revier betrachteten. Es wurde täglich »kontrolliert«, Neues eingehend berochen – und gegen neu dazukommende Igel verteidigt.

Körper- und Lautsprache

Igel sind zwar nicht so gesellig wie Hunde oder Kaninchen und lassen sich auch nicht mit Katzen vergleichen. Absolute Einzelgänger sind sie aber nicht, obwohl das immer wieder gesagt wird. Die Beziehung zwischen der Igelmutter und ihren Jungen, zwischen Männchen und Weibchen dauert zwar nicht lange, spielt aber trotzdem eine gewichtige Rolle im Igelleben. Das Zutrauen der Igel zu ihren menschlichen Pflegern ist meist dauerhaft und währt, solange das Tier im Haus lebt, manchmal sogar noch darüber hinaus (→Seite 53).
Tiere, die untereinander in Beziehung treten, haben notwendigerweise auch Möglichkeiten, ihre jeweilige Stimmung auszudrücken und dadurch »mitzuteilen«.
Das *Zusammenrollen* bedeutet in der Körpersprache des Igels heftige Abwehr, Angst und Mißtrauen.

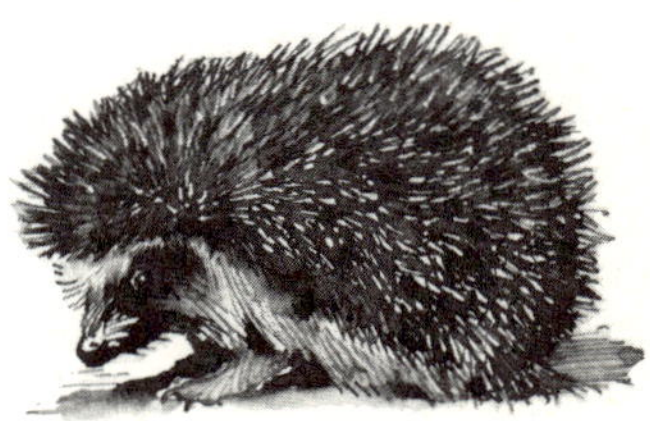

Vorziehen der Stachelhaube, die wie ein Visier blitzschnell über die Stirn heruntergelassen werden kann und auch die Augen noch ein wenig schützt, zeugt von Erschrecken, Vorsicht oder Mißtrauen. Auch Igel, die zutraulich sind und sich über den Rücken streicheln lassen, ohne die Stacheln zu stellen, lassen oft »das Visier herunter«, wenn Sie ihnen über den Kopf streichen. Alle meine Winterpfleglinge zogen regelmäßig die Stachelkappe nach unten, wenn sie eine der Katzen oder das Kaninchen attackierten. Aber auch bei spielerischen Rangeleien halbwüchsiger Igel untereinander habe ich das immer wieder beobachten können.

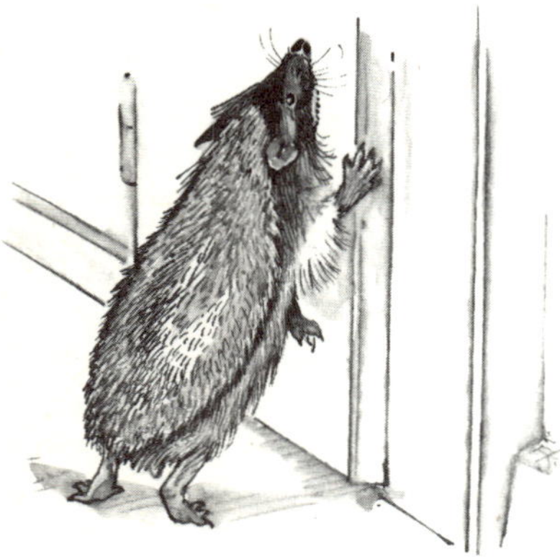

Hochstellen an der Tür bedeutet, daß der Igel einen Weg sucht, um in den anderen Raum zu gelangen.

Einseitig aufgestellte Stacheln nach der Seite des Angreifers hin habe ich mehrmals bei Auseinandersetzungen zwischen jugendlichen Igeln gesehen, und zwar immer bei dem angegriffenen Tier, das, offensichtlich kaum beeindruckt, wohl nur die Attacke abfangen wollte.
Angelegte Stacheln an Körper und Kopf zeigen, daß der Igel sich nicht fürchtet. Wenn er sehr zahm ist, läßt er auch beim Streicheln seine Stacheln angelegt.

Scharren und Kratzen an Türen (siehe Zeichnung) heißt: Hier möchte ich hinein! Das ist für Igel eine ganz natürliche Äußerung, kein Kunststück, denn im Freileben lassen sich zu enge Öffnungen oft durch Graben erweitern oder durch das Beiseitescharren der Hindernisse.
Flehmen mit erhobener Nase, leicht geöffnetem Schnäuzchen und hochgezogener Oberlippe (siehe Zeichnung) zeigt wachsame Aufmerksamkeit: durch Riechen und Schmecken.
Drohendes Schnaufen (Fauchen) bedeutet in der Lautsprache der Igel, daß sie sich gestört fühlen. Sie schnaufen beim Ein- und Ausatmen scharf und gut hörbar. Das klingt fast wie Fauchen – und so habe ich es im Text auch ein paarmal bezeichnet.
Lautes Blubbern scheint eine ähnliche Bedeutung zu haben wie das Schnaufen. Manche Igel lassen beides im Wechsel hören, wenn sie sich ärgern.
»*Erkundungsschnaufen*« – ähnliche, nur weniger scharfe und leisere Schnaufgeräusche geben Igel von sich, wenn sie eine ihnen noch fremde Umgebung erkunden. Das könnte eine gewisse Spannung signalisieren und für Artgenossen und Feinde eine Warnung sein. Vielleicht dient es aber außerdem der Echolotung, mit deren Hilfe auch bei völliger Dunkelheit Hindernisse erkannt werden können.

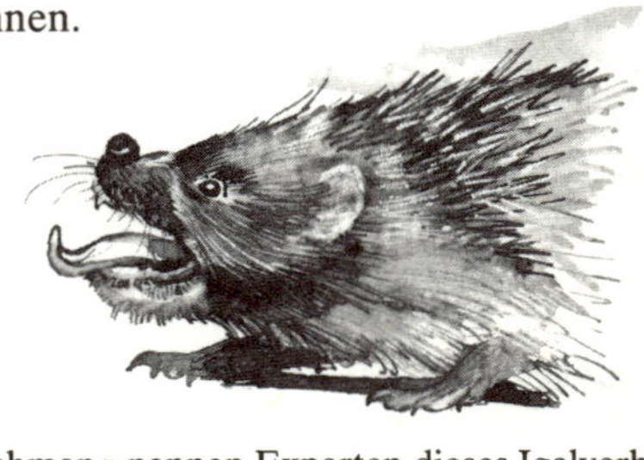

»Flehmen« nennen Experten dieses Igelverhalten; der Igel riecht und schmeckt dabei zugleich.

Keckern, das ähnlich klingt wie kurzes, hartes, trockenes Bellen, höre ich im Sommer oft auf der Terrasse in beachtlicher Lautstärke, wenn zwei Igel sich um den Platz am Futternapf streiten.
Lautes Schreien – in Todesangst oder bei großen Schmerzen – kenne ich nur aus Berichten. Die besonders zahme Resi überraschte mich aber schon einige Male mit kurzem, durchdringendem Schreien, als sie ein Weilchen auf ihr bereits fertiges Futter warten mußte. Sie war beim Herrichten schon aufgeregt um mich herumgetrippelt, hatte natürlich gerochen, daß etwas für sie vorbereitet wurde und kannte außerdem die Futterzeit. Jedesmal brachte ich zuerst den kleineren El Toro zum Essen in seine Kiste. Ihr markerschütterndes Schreien konnte nur so etwas wie Enttäuschung bedeuten.
Leises, eifriges Blubbern, abwechselnd mit *leisem Fiepen*, ließen fast alle meine Igel hören, wenn ich sie in ihre Wohnung zum gefüllten Futternapf setzte – ich verstehe es als »freudige Aufregung«.
Zartes, anhaltendes Fiepen beim Ein- und Ausatmen höre ich jedesmal, wenn ich einen zahmen Igel auf den Arm nehme, um ihn in der Wohnung laufen zu lassen. Auch das ist ein Ausdruck von Freude.
Kurzes, wiederholtes Fiepen ist der Hilferuf kleiner Igelkinder, die den Kontakt mit der Mutter verloren haben.
Zwitschern und Trillern sind Äußerungen besonders munterer und lebhafter Jungigel.
Geräuschäußerungen im Schlaf: Wenn meine Igel tagsüber fest schlafen, sind sie dabei nicht immer ruhig. Manche schnarchen zeitweise, und es kommt immer wieder vor, daß Tiere im Schlaf drohschnaufen, blubbern oder leise fiepen. Ich schließe daraus, daß sie träumen.

Komfort-, Sozial-, Revierverhalten

Igel waschen und putzen sich nicht wie beispielsweise Katzen, Kaninchen und Hamster. Sie begnügen sich mit einer wesentlich einfacheren Körperpflege, dem *Kratzen und Stachelschütteln*. Nach dem Aufwachen am Abend kratzt sich der Igel einige Zeit – in kurzen Abständen abwechselnd einmal mit dem linken, einmal mit dem rechten Hinterfuß (siehe Zeichnung). Er ist sehr gelenkig und kann sich so biegen, daß er jede Körperstelle erreicht, sogar den Kopf. Manchmal schiebt er den Stachelpanzer dem kratzenden Fuß »faltenartig« entgegen.

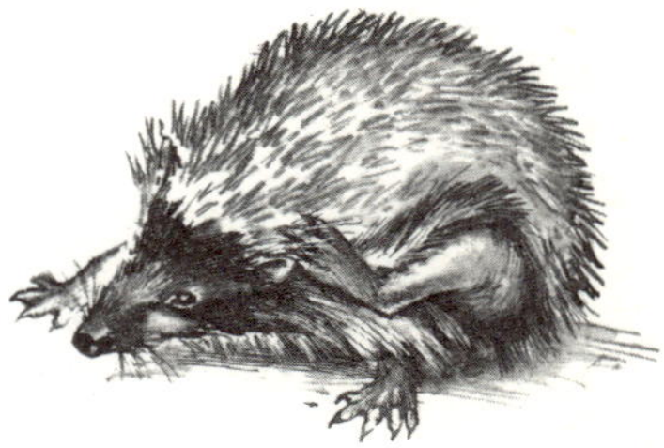

Körperpflege ist für das Stacheltier oft mit akrobatisch anmutenden Verrenkungen verbunden.

Auch raschelnd klingendes Zurechtschütteln der Stacheln und Haare beobachte ich bei meinen Igeln; vor allem in der ersten Zeit nach dem Schlafen, wenn »die Frisur in Unordnung« ist und sie, mit tiefliegenden Augen und wuscheligen Kopfhaaren, entsprechend verschlafen aussehen. Resi schüttelt sich sogar jedesmal nach dem Selbstbespeicheln (→Seite 51 und 52).
Jeder gesunde Igel sucht sich zum Schlafen einen geschützten, dunklen Platz. Die Tiere liegen bei kühlen Temperaturen (nach mei-

nen Beobachtungen auch bei den vorschriftsmäßigen 18 bis 20° C) halb zusammengerollt auf der Seite, bei größerer Wärme auf dem Bauch. Dabei sind dann oft die Hinterbeine nach hinten weggestreckt (siehe Zeichnung), oder doch wenigstens eins. Der Körper ist immer völlig entspannt, die Stacheln sind glatt angelegt.
Unmittelbar nach dem Aufwachen strecken sich Igel und gähnen (siehe Zeichnung). Sie tun das meist noch in ihrem Schlafnest, so daß es nur selten zu beobachten ist.
Jeder Igel braucht ein Revier für sich. Die Größe hängt vom Futterangebot ab. Deshalb dürfen Igel nicht in völlig abgeschlossenen Gärten gehalten werden – sie brauchen mehr Platz. Durchgänge zu Nachbargrundstücken (nicht zur Straße hin!) sind daher erforderlich.

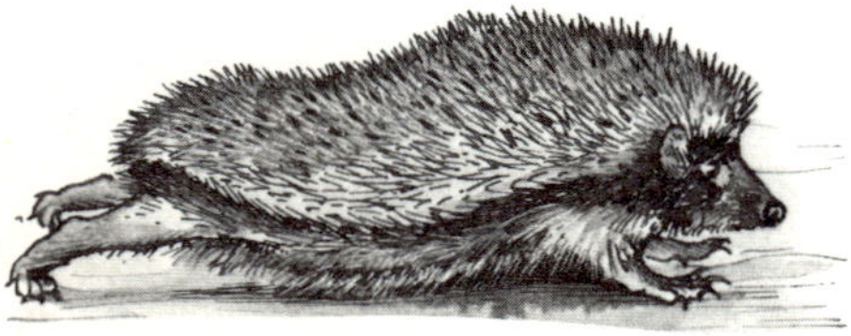

Wenn sich der Igel streckt, rutscht das Stachelkleid über die Schenkel hoch.

Wenn sich die einzelnen Igelreviere innerhalb des Geländes, auf dem die Tiere Futter suchen, überschneiden, braucht es nicht zu Kämpfen zu kommen. Die Igel gehen sich oft einfach aus dem Weg.
Ausreichender Sichtschutz und die Möglichkeit, wettergeschützte Schlaf- und Winternester anzulegen, spielen bei der Wahl des Reviers eine besonders große Rolle (→Seite 46 und 47). Deshalb bleibt auch kein Igel in einem Garten ohne Strauchwerk und »verwilderte« Ecken.

Als unser Garten kaum angelegt war, wurde uns ein Igel gebracht, der vor Hunden gerettet worden war. Unerfahren, wie wir damals noch waren, stellten wir ihm eine heugepolsterte Kiste hin und ein Schälchen Milch (!) in der Hoffnung, daß er bleiben werde. Am nächsten Morgen war er fort – nicht einmal die Milch hatte er angerührt – ein kluges Tier!
Als unsere Sträucher dicht geworden und zusammengewachsen waren, fanden sich von selbst Igel ein.
Weil die Stacheltiere gern für sich sind und weil jedes ein eigenes Revier braucht, ist es selbstverständlich falsch, kranke oder untergewichtige Igel im Haus auf engem Raum zusammen zu halten. Bei ausgewachsenen Tieren kommt es dann fast immer zu bösen Beißereien. Selbst Jungtiere, die nicht aus dem gleichen Wurf stammen, vertragen sich nur selten. Bei mir bekommt grundsätzlich jeder Igel seine eigene Wohn-Schlafkiste und wird allein gefüttert. Medikamente müssen sowieso jedem Tier einzeln verabreicht werden. Ich mache auch bei Geschwistern keine Ausnahme, sobald sie in der Lage sind, ihre Nahrung allein aufzunehmen. Dann weiß ich nämlich genau, wieviel Futter jeder Igel braucht, und die Stärkeren können die Schwächeren nicht verdrängen. So holen untergewichtige Tiere leichter auf und behaupten sich im Frühjahr draußen so gut wie die starken, kräftigen Tiere.
Das Revier – nicht das »Jagdgebiet« – wird vom grundsätzlich standorttreuen Igel mit Nachdruck gegen Eindringlinge verteidigt. So wohnt in unserem Garten im Frühjahr, Sommer und Herbst meist nur *ein* Igel. Nur in den kalten Monaten hatten schon öfter zwei Tiere ihr Winterschlafnest bei uns – an verschiedenen Stellen des Gartens.
Zum Futter (Katzentrockenfutter) und zur

Vogeltränke kommen während des ganzen Sommers auch Igel aus anderen Gärten. Wenn sie zusammentreffen, gibt es lautstarken Streit – soweit ich das beobachten konnte, jedoch ohne Beißereien. Das unterlegene Tier kann ja im Garten leicht flüchten. Im Winter scheinen Igel nicht immer ganz so unverträglich zu sein wie im Sommer, weil in der kalten Jahreszeit der Geschlechtsimpuls fehlt, der auf das Gesamtverhalten wirkt. So fand ich einmal drei erwachsene Igel und ein Jungtier einträchtig schmatzend um die große Futterschüssel auf der Terrasse, als es bereits sehr kalt war (+ 5° C).

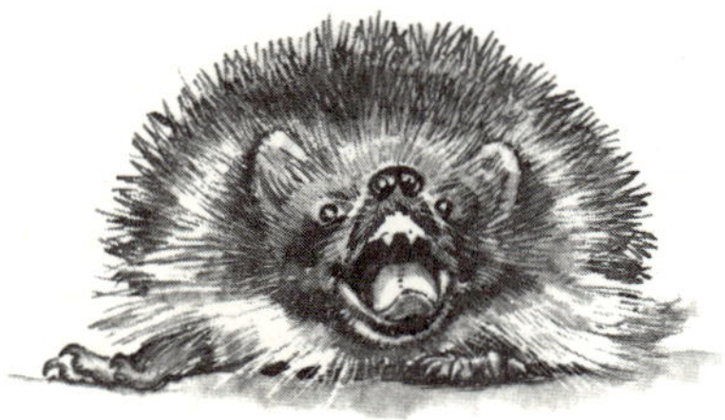

Mit dem Strecken ist oft ein herzhaftes Gähnen verbunden.

Lernvermögen

Igel haben weder ein großes noch ein stark gegliedertes Gehirn, verhalten sich aber trotzdem nicht rein instinktiv nur nach angeborenen Verhaltensmustern, sondern können Neues lernen.
Resi darf nicht in unser Schlafzimmer. Sie unterscheidet nun diese Tür von allen anderen, und es reicht völlig, daß ich »nein« sage, wenn sie mir bis zur Schwelle gefolgt ist – sie stoppt sofort und versucht gar nicht, weiter mitzulaufen. Bei den Türen aller anderen Zimmer gibt es Schwierigkeiten, und wir müssen sehr schnell (und zugleich vorsichtig) sein, wenn sie dort einmal nicht hinein darf. Sie versucht dann, sich durch Kratzen und Scharren Zugang zu verschaffen, was sie an der Schlafzimmertür niemals tut. Im Kinderzimmer leckte und kaute sie einmal lange und hingebungsvoll an der Kaninchenleine, die von der Garderobe gefallen war. Als sie am nächsten Tag wieder ins Zimmer gelassen wurde, rannte sie sofort zu der Stelle, an der die Leine gelegen hatte, und schnüffelte dort herum. Igel merken sich auch alle Stellen, an denen sie einmal Futter gefunden haben, und sehen zumindest am nächsten, manchmal auch am übernächsten Tag dort nach. Daß Igel nach kurzer Zeit ihre Pfleger, die übrigen Familienmitglieder und Hausgenossen an der Stimme und dem Geruch auseinanderkennen und auch sofort merken, wer ihnen noch fremd ist, erzählte ich Ihnen schon.
Meine Bitte an Sie: Tun Sie sich mit anderen Igelpflegern zusammen, tauschen Erfahrungen aus, machen auf dieses Buch und das Igelbrevier (Literaturverzeichnis) aufmerksam. Dann könnte mehr Stacheltieren wirksam geholfen werden, als es bisher möglich war.
Im Literaturverzeichnis finden Sie Verfasser und Titel der Schriften, die ich in diesem Buch ausgewertet habe.
Allen Verfassern möchte ich an dieser Stelle danken. Sie haben durch ihre Arbeit und manch finanzielles Opfer erst erfolgreiche Pflege hilfsbedürftiger Igel ermöglicht und uns zu umfassenden Kenntnissen über Leben und Verhalten der Stacheltiere verholfen.

Literatur

Poduschka, W., Firbas, W.: Das Selbstbespeicheln des Igels Erinaceus eur. Linné, 1758, steht in Beziehung zur Funktion des Jacobson'schen Organs, Zeitschrift für Säugetierkunde, 33, 1968.
Kieliger, F.: Igelkrankheiten und deren Behandlung, Tierärztliche Umschau, 1972.
Poduschka, W., Kieliger, F.: Zur medizinischen Betreuung des Igels, Erinaceus europaeus und Erin. eur. roman), Kleintier-Praxis, 17, Nr. 7.
Poduschka, W.: Ergänzungen zum Wissen über Erinaceus europ. roman. und kritische Überlegungen zur bisherigen Literatur, Zeitschrift für Tierpsychologie, 26, 1969.
Poduschka, W.: Was kann zur Erhaltung des Igels getan werden? Natur und Landschaft, 46. Jg. 1971, Heft 8.
Saupe, E.: Der schachtelförmige Igel-Lungenwurm, Crenosoma striatum (Zeder 1800) und seine Bekämpfung mit Tetramisol, Veterinär-Med. Nachrichten, 1976.
Saupe, E.: Lungenwürmer der Gattung Crenosoma Molin 1861, unter besonderer Berücksichtigung der Biologie von Crenosoma striatum (Zeder 1800) Inaugural-Dissert., Institut für Parasitologie und parasit. Krankheiten der Tiere, Universität Gießen, 1967.
Poduschka, W.: Säugetierkundliche Mitteilungen, 19
Zuhrt, R. Zahnfleischerkrankungen beim Igel als Todesursache, Zool. Garten, 24, 1958.
Poduschka, W., Saupe, E., Schütze, H.-R.: Das Igelbrevier, 4. Aufl. 1979, (zu beziehen über Zool. Gesellschaft von 1858, Alfred-Brehm-Platz 16, 6000 Frankfurt/M 1.

Die reich illustrierten Heimtier-Ratgeber – auch für Kinder geeignet

Alle hier vorgestellten Tier-Ratgeber sind in gleicher Ausstattung wie dieses Buch und zum gleichen Preis erhältlich – überall, wo es Bücher gibt.

Jeder Ratgeber gibt umfassende Informationen über Anschaffung, Pflege, Ernährung und Krankheiten der besprochenen Tierart. Jeweils mit einem Sonderteil, wie man sein Tier verstehen lernt.

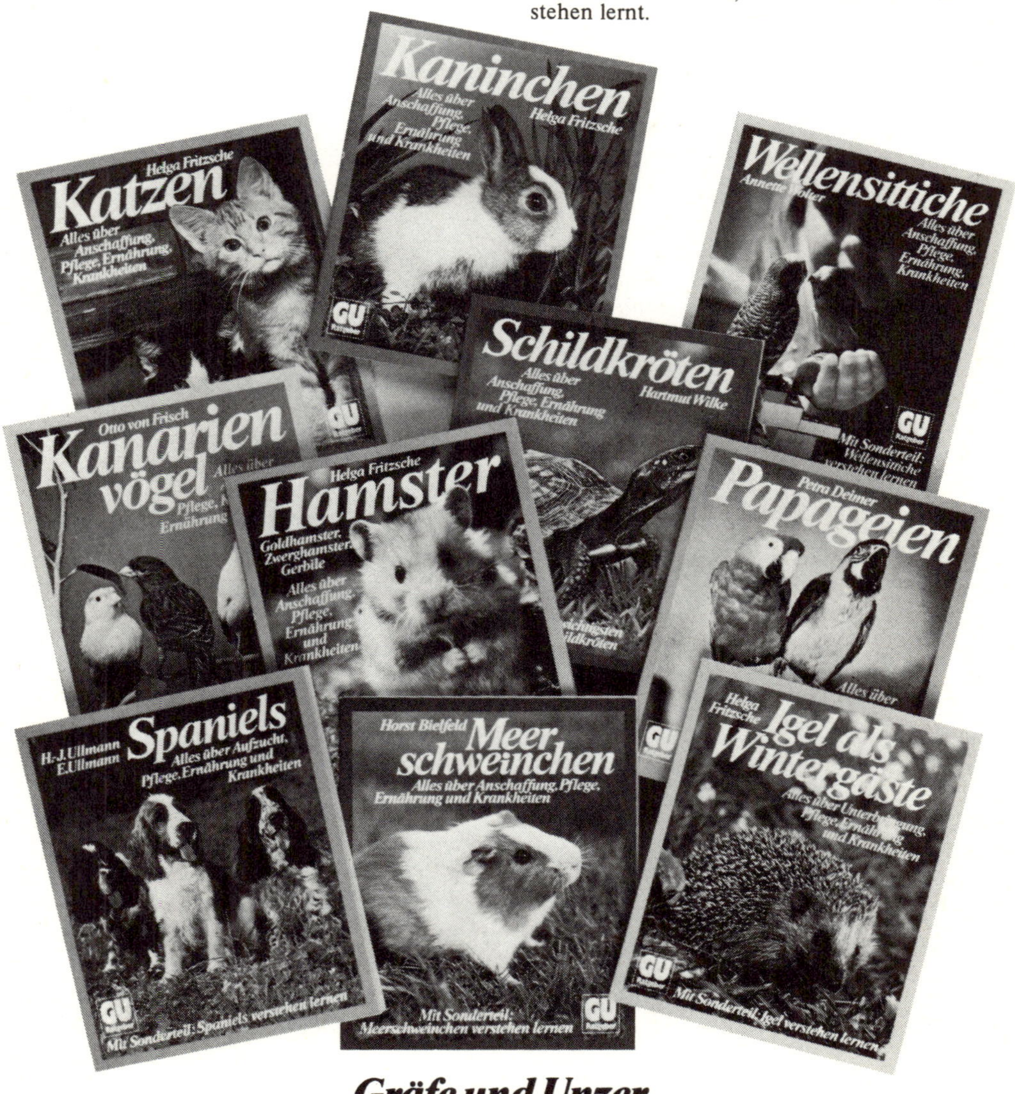

Gräfe und Unzer

Sachregister

Kursiv gesetzte Seitenzahlen verweisen auf die Farbfotos.

Einstecken – Natur entdecken: GU Kompasse, die neuen Naturführer

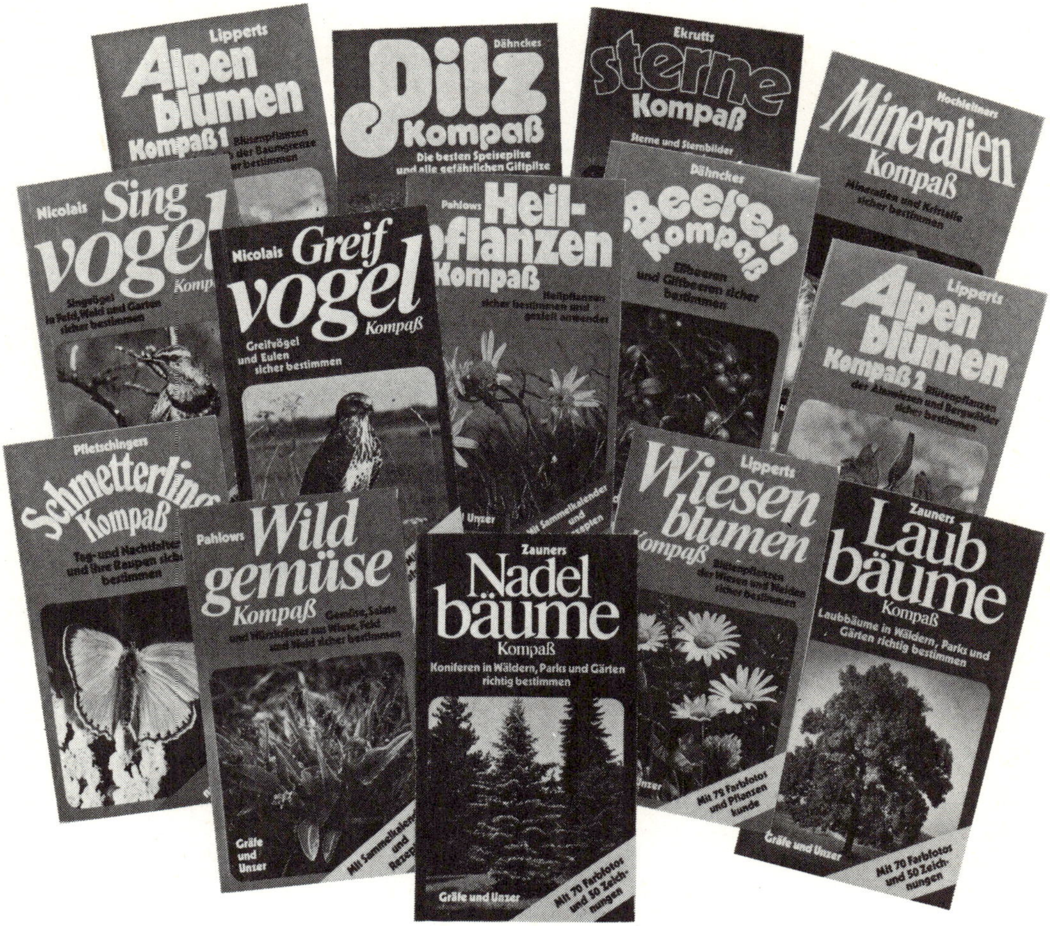

Jeder der hier vorgestellten **GU Kompasse** bringt auf 80 Seiten:
Umfassende Bild- und Textinformationen auf kleinstem Raum – im handlichen Einsteckformat.
Ideal zum Mitnehmen beim Wandern, Spazierengehen, Bergsteigen . . .
Passen in jede Hemd- und Hosentasche und garantiert noch ins Urlaubsgepäck.
Unempfindlich, weil durch knautsch- und abwischbaren Plastikeinband geschützt.
So macht „Natur entdecken" Spaß wie nie zuvor (auch Kindern).
Jeder Kompaß mit 80 Seiten, 72 brillanten Farbfotos der
besten europäischen Pflanzen- und Tierfotografen und mit präzisen,
leicht faßbaren Beschreibungstexten bekannter Experten.

Gräfe und Unzer

Sachregister